JN021386

日本臨床栄養代謝学会

J S P E N

栄養療法

ポケットブック

いまさら聞けない？
いまだから聞ける！

Pocket Book of Nutrition Therapy by Japanese Society for Clinical Nutrition and Metabolism

編集

一般社団法人 **日本臨床栄養代謝学会**

南江堂

編　集
一般社団法人 日本臨床栄養代謝学会

責任編集
光永　幸代　神奈川県立がんセンター歯科口腔外科
松尾　晴代　鹿児島市医師会病院看護部

執　筆（執筆順）
渡邉なつき　北光記念病院看護部
光永　幸代　神奈川県立がんセンター歯科口腔外科
清水　行栄　東京医科歯科大学病院臨床栄養部
松井　亮太　がん研有明病院胃外科
佐藤　千秋　昭和大学病院臨床病理検査室
佐藤　由美　北里大学病院栄養部
宮崎　安弘　大阪急性期・総合医療センター消化器外科
室井　延之　神戸市立医療センター中央市民病院薬剤部
村山　　敦　岸和田徳洲会病院歯科口腔外科
白石　　愛　熊本リハビリテーション病院歯科口腔外科
吉村　芳弘　熊本リハビリテーション病院サルコペニア・低栄養
　　　　　　研究センター
森　　隆志　総合南東北病院口腔外科
山口　浩平　東京医科歯科大学大学院医歯学総合研究科摂食嚥下
　　　　　　リハビリテーション学分野
松尾　晴代　鹿児島市医師会病院看護部
二村　昭彦　藤田医科大学七栗記念病院薬剤課
島本　和巳　淡海医療センター消化器内科
井田　　智　熊本大学大学院生命科学研究部消化器外科学
牧　　宏樹　市立甲府病院薬剤部
飯田　純一　済生会横浜市南部病院入退院支援センター
名德　倫明　大阪大谷大学薬学部実践医療薬学講座
鳥井　隆志　兵庫県立尼崎総合医療センター栄養管理部
堤　　理恵　徳島大学大学院医歯薬学研究部代謝栄養学分野
山田　美貴　神奈川県立こども医療センター看護局
百崎　　良　三重大学医学部附属病院リハビリテーション科
奥川　喜永　三重大学医学部附属病院ゲノム診療科
布施　順子　淡海医療センター栄養部

熊谷　厚志	がん研有明病院胃外科・栄養管理部
白土　健吾	株式会社麻生 飯塚病院リハビリテーション部
田中　　舞	あうる訪問看護リハビリステーション北久里浜 訪問看護事業部
清水　孝宏	ヴェクソンインターナショナル株式会社看護企画部
槙枝　亮子	川崎医科大学附属病院栄養部
馬場　重樹	滋賀医科大学医学部附属病院光学医療診療部
佐々木雅也	甲南女子大学医療栄養学部医療栄養学科/滋賀医科大学
野田さおり	KKR 高松病院看護部
宮島　　功	近森病院臨床栄養部
永野　彩乃	西宮協立脳神経外科病院看護部
熊谷　直子	横浜市立大学附属市民総合医療センター栄養部
青山　　徹	横浜市立大学医学部外科治療学教室
高橋　直樹	千葉県がんセンター歯口科（口腔診断・口腔内科）
森　みさ子	聖マリアンナ医科大学横浜市西部病院看護部
内橋　　恵	脳卒中と栄養ケア・在宅支援 Nurture
小椋いずみ	社会医療法人緑壮会金田病院栄養科
天野　良亮	大阪公立大学大学院外科学講座肝胆膵外科学
児玉　佳之	こだま在宅内科緩和ケアクリニック内科・緩和ケア内科
朝倉　之基	Five Star 訪問看護・栄養管理 Station
亀井　倫子	東郷医院歯科

序　文　　〜「耳学問」を確かめる名著〜

「耳学問」という言葉は，「自分で修得したものでなく，人から聞いて得た知識．聞きかじった知識．耳学（じがく）」であるとあります（デジタル大辞泉，小学館）．聞きかじりというとあまりよい印象はないのですが，臨床現場における「耳学問」は忙しい臨床家にとっては非常に重要な情報源だと思います．実際，患者さんに対する診断・治療において，先輩がこう言っていたからやってみようと考えることも多くあります．一方で，「これは本当に正しいことなのか？」を確かめるためには，原著をひもとかなければなりません．原著をひもとくためには多くの労力と時間を要し，若く多忙な臨床家はそれに割く時間もなく，先輩から受け継いだ「耳学問」による知識のみに頼って診断・治療に勤しんでいるという現場も多いと思います．

本書『JSPEN栄養療法ポケットブック』は，基礎編と応用編からなり，栄養療法における多くの知識が詰め込まれた良書に仕上がりました．著者の多くはJSPEN-U45という日本臨床栄養代謝学会（JSPEN）の45歳以下の優秀な若手臨床・研究家で，栄養学の将来を担うリーダーとなる素養をもつ臨床家によって執筆されています．臨床の場で沸き上がる多くの疑問に対して先輩に聞くことができない環境もあるかと思います．これらの疑問に正しい答えを端的に供給してくれるポケットブックとなっています．また，教えてくれる先輩がいたとしても，それをより正しい知識として反芻するためにも大変役立ちます．名前のとおり白衣などのポケットに入る大きさのため，いつでもひもとける知識の宝庫となっていますので，ぜひとも日々の臨床にお役立ていただきたいと思います．

基礎編では臨床栄養における多くの知識が網羅されており，応用編ではなかなか聞けないチーム医療におけるコツなどが幅広く記載されています．「耳学問」を確かめ，臨床をしながら知識を拡げる本書は栄養療法に携わるすべての職種の皆さまに常に携帯していただきたい名著となりました．

2023年3月

一般社団法人 日本臨床栄養代謝学会　理事長

比企直樹

編集にあたって

　栄養療法はすべての医療・介護の現場で必要とされます．本書を手にとられたのはその必要性を感じて，あるいは，業務上必要に迫られてのことかもしれません．これまでにも栄養療法に関する良書は数多く出版されています．日本臨床栄養代謝学会（JSPEN）からも『JSPEN テキストブック』など栄養療法に必要な知識が網羅されたテキストが発刊されているので，そうした書籍からも学習は可能です．しかし，これらの書籍が示すエビデンスのボリュームは，時に学習の意欲を圧倒してしまうかもしれません．そこで本書は，栄養療法に関心を持ち始めた「初学者」の皆さんにとって，栄養療法を実践する手順や対応を学習しやすい資料として作成しました．ぜひ本書を携行し，日常業務の中で生まれた栄養療法に関する疑問の解決と学習にお役立てください．

　一方で，本書は栄養療法の日常的かつ基本的な項目に絞って作成しているため，内容には限界があります．本書で示した診療手順や根拠は，原則として『JSPEN テキストブック』『静脈経腸栄養ガイドライン（第3版）』から引用し，その内容に齟齬はありません．また，最新のエビデンスに基づいた疾患ごとの栄養療法について，『JSPEN コンセンサスブック』が出版されています．学習のステップアップや臨床栄養に必要な基礎医学の理解にはこれらの書籍もご活用ください．

　本書は JSPEN の45歳以下の若手会員による将来構想委員会（JSPEN-U45）の事業として企画し，多くの JSPEN 会員の協力のもと作成しましたが，私たちもかつては「初学者」でした．本書を通じて学習される皆さんにも，臨床栄養の発展を目指す私たちの仲間に加わっていただきたいと思っています．

　最後に，今回の出版にご協力いただきました執筆者44名の先生方，比企直樹理事長，鍋谷圭宏副理事長，石井良昌先生，JSPEN-U45 メンバーの先生方（松井亮太先生，青山徹先生，奥川喜永先生，熊谷厚志先生，島本和巳先生，堤理恵先生，牧宏樹先生，宮崎安弘先生），企画のきっかけをくださった森みさ子先生，内橋恵先生，JSPEN 事務局をはじめとする皆さま，そして JSPEN を支えてくださっている皆さまに深く感謝申し上げます．

　2023年3月

　　　責任編集　一般社団法人 日本臨床栄養代謝学会　JSPEN-U45
　　　　　　　　　　　　　　　　　　　　　光永幸代　松尾晴代

本書の使い方

本書の構成 本書は以下の3つの章と【巻末資料】で構成されています.

Ⅰ. 基礎編［総論］	Ⅱ. 基礎編［各論］	Ⅲ. 応用編［チーム医療としての栄養療法の実際］
ほうれんそうアイコンが目印	アボカドアイコンが目印	ブロッコリーアイコンが目印

本書の特長

● 栄養療法の基本,疾患・病態別の栄養管理,多職種・チーム医療の役割について,たくさんのイラストと図を使用して,わかりやすく解説しています.また,経験年数や所属する科に関係なく,病院,外来,在宅,施設のどの場面でも活用できるように書かれています.

● 各項目で,「項目の解説」「手順(チェックリスト)」「解説・根拠」について簡潔にまとめています.既刊の『JSPEN テキストブック』『静脈経腸栄養ガイドライン(第3版)』に則して作成され,既刊テキストで詳細を学習できるように出典を明記し,学習しやすいようになっています.

STEP 1 ［栄養療法の全体像をつかみましょう］

基礎編は81項目から構成されています.まずⅠ. 基礎編［総論］を読み,栄養評価や栄養投与方法,多職種の役割について把握しましょう.もちろん業務上必要な項目から優先して読み始めてもかまいませんが,全体像の把握は理解を深めるのに役立つでしょう.

STEP 2 ［病態と疾患を関連づけて学びましょう］

次に,実際にかかわる対象を意識しながら,Ⅱ. 基礎編［各論］を読んでみましょう.栄養障害が起こる病態と疾患を,関連づけて学ぶと理解しやすいです.疾患別の病態や具体的な栄養療法の方法についてしっかりと把握しましょう.

STEP 3 ［栄養療法の応用を学びましょう］

Ⅲ. 応用編［チーム医療としての栄養療法の実際］では,入院中,退院時,外来,施設での栄養療法について学べるようになっています.それぞれの病期で,より実践的な栄養評価や計画の立案,実践のポイントがまとめられています.

STEP 4 ［もっとくわしく学びたくなったら］

各項目の末尾に示している『JSPEN テキストブック』『静脈経腸栄養ガイドライン(第3版)』の参照ページから学習を深めることができます.

目 次

Ⅰ 基礎編〔総論〕

A 栄養評価と投与方法の決定　　2

1　栄養スクリーニング ………………………… 渡邉なつき　2
2　身体計測と測定値の活用 ……………………… 光永幸代　3
3　身長・体重以外の身体計測 …………………… 清水行栄　5
4　栄養障害の診断（GLIM 基準と体組成）…………… 松井亮太　11
5　検体検査から栄養障害を考える ………… 佐藤千秋・渡邉なつき　14
6　エネルギー消費量の算出方法 ………………… 佐藤由美　18
7　栄養の投与経路はどのように決めるか
　　　　　　　　　　　　　　　　　……………… 光永幸代・宮崎安弘　21
8　投与エネルギー・三大栄養素の投与量の決定法 ……… 室井延之　23
9　三大栄養素以外の栄養投与の考え方 ………………… 光永幸代　25
10　リフィーディング症候群 ……………………… 光永幸代　27

B 経口摂取　　29

1　口腔機能のアセスメント ……………………… 村山　敦　29
2　（非歯科職種による）基本的な口腔ケア ……………… 白石　愛　31
3　疾患と摂食嚥下機能障害 ……………………… 吉村芳弘　33
4　嚥下障害の主な症状への対処法 ……………… 森　隆志　35
5　嚥下機能の評価のポイント：問診とスクリーニング検査
　　　　　　　　　　　　　　　　　…………………………… 光永幸代　37
6　間接訓練と直接訓練 …………………………… 山口浩平　39
7　食品調整（嚥下調整食）……………………… 松尾晴代　41
8　摂取状況の観察と食事介助 …………………… 松尾晴代　43
9　経口的栄養補助（ONS）の併用 ………… 光永幸代・宮崎安弘　48

C 経腸栄養法　　50

1　経腸栄養法の開始条件や注意点・禁忌 ……………… 松尾晴代　50
2　経腸経管栄養の投与ルートの選択 …………………… 光永幸代　52
3　栄養剤の管理（感染対策の側面から）………………… 二村昭彦　54
4　栄養投与ルートの管理 ………………………… 渡邉なつき　56
5　経鼻経胃カテーテルの留置方法 ……………… 光永幸代　58
6　胃瘻の管理 ……………………………………… 島本和巳　60

7　病態別経腸栄養剤 …………………………………………… 井田　智　63

8　経腸栄養法の合併症 ………………………………………… 井田　智　65

D　静脈栄養法　66

1　静脈栄養法の適応 …………………………………………… 牧　宏樹　66

2　静脈栄養法の投与ルートの選択 …………………………… 牧　宏樹　68

3　中心静脈カテーテル（CVC）留置方法 ………………… 松井亮太　71

4　末梢挿入式中心静脈カテーテル（PICC）留置方法

　　………………………………………………………………… 松井亮太　74

5　中心静脈栄養法（TPN）ラインの安全管理と

　　有害事象のモニター ………………………………………… 牧　宏樹　76

6　静脈栄養法の投与薬剤の調製法 ………………………… 飯田純一　79

7　脂肪乳剤の投与方法 …………………………… 光永幸代・宮崎安弘　81

8　末梢静脈栄養法の輸液製剤の主な種類 ………………… 名德倫明　83

E　小児の栄養療法　85

1　小児の特徴（新生児期，乳児期）………………………… 鳥井隆志　85

2　小児の栄養評価法 …………………………………………… 堤　理恵　86

3　小児の栄養必要量の算定 …………………………………… 堤　理恵　89

4　小児の水・電解質管理 ……………………………………… 鳥井隆志　91

5　成長と機能獲得 ……………………………………………… 鳥井隆志　94

6　新生児の栄養投与方法 ……………………………………… 山田美貴　95

F　高齢者の栄養療法　97

1　高齢者の特徴 ………………………………………………… 百崎　良　97

2　サルコペニアの評価・診断 ………………………………… 奥川喜永　98

3　MNA®，MNA®-SF による高齢者の栄養スクリーニング

　　………………………………………………………………… 百崎　良　99

4　高齢者の栄養ルートの選択 ……………………………… 奥川喜永　102

G　栄養療法にかかわる多職種の役割　104

1　栄養サポートチーム（NST）とは ………… 島本和巳・布施順子　104

2　看護師の役割 ……………………………………………… 松尾晴代　105

3　薬剤師の役割 ………………………………………………… 牧　宏樹　106

4　管理栄養士の役割 …………………………………………… 堤　理恵　106

5　医師の役割 ………………………………………………… 熊谷厚志　107

6　歯科医師の役割 …………………………………………… 光永幸代　108

7　歯科衛生士の役割 …………………………………………… 白石　愛　109

8　臨床検査技師の役割 …………………………………………………… 佐藤千秋　109

9　理学療法士（PT）の役割 ……………………………………………… 白土健吾　110

10　作業療法士（OT）の役割 ……………………………………………… 田中　舞　111

11　言語聴覚士（ST）の役割 ……………………………………………… 森　隆志　111

Ⅱ　基礎編〔各論〕

A　呼吸器疾患（COPD）患者の栄養管理　114

1　COPD の診断と治療 …………………………………………………… 清水孝宏　114

2　COPD の栄養障害の原因と特徴 ……………………………………… 清水孝宏　116

3　COPD の栄養障害に対する栄養療法と食事指導 …… 槇枝亮子　117

4　COPD における栄養療法と運動療法の
コンビネーションセラピー …………………………………………… 白土健吾　120

B　消化器疾患（炎症性腸疾患）患者の栄養管理　122

1　炎症性腸疾患の病態と栄養障害の特徴 …………………… 奥川喜永　122

2　炎症性腸疾患患者の栄養状態の評価 ……… 馬場重樹・佐々木雅也　123

3　炎症性腸疾患患者の栄養管理 ……………… 馬場重樹・佐々木雅也　125

C　腎疾患（慢性腎臓病など）患者の栄養管理　128

1　腎疾患の病態と栄養障害の特徴 ……………………………… 野田さおり　128

2　慢性腎臓病（CKD）患者の栄養状態の評価 ………… 堤　理恵　129

3　慢性腎臓病（CKD）患者の栄養管理 …………………… 宮島　功　131

D　脳神経疾患（脳卒中など）患者の栄養管理　133

1　脳血管障害急性期の病態 ……………………………………… 永野彩乃　133

2　脳血管障害急性期の栄養管理 ………………… 熊谷直子・光永幸代　135

3　脳血管障害慢性期の栄養管理とリハビリテーション
………………………………………………………………………… 吉村芳弘　138

E　急性期・重症患者の栄養管理　140

1　急性期栄養評価のポイントと注意点 ……………………… 松尾晴代　140

2　栄養管理の開始時期とその意義 ……………… 光永幸代・宮崎安弘　141

3　重症病態下における栄養投与量の目標設定
………………………………………………………………… 光永幸代・宮崎安弘　143

F　周術期の栄養管理　144

1　周術期の栄養状態の特徴 ……………………………………… 青山　徹　144

2　ERAS の概要 ……………………………………………………… 青山　徹　145

　　3　術前経口補水の意義と実践 ······················ 熊谷厚志　147

　　4　侵襲期・非侵襲期における栄養管理 ·············· 井田　智　149

G　がん化学療法中の栄養管理　　　　151

　　1　がん化学（放射線）療法中の栄養状態の特徴 ········ 青山　徹　151

　　2　口腔粘膜炎のアセスメントと管理 ················ 高橋直樹　152

　　3　悪心・嘔吐のアセスメントと管理 ················ 青山　徹　154

　　4　下痢と消化管粘膜障害のアセスメントと管理 ······· 青山　徹　156

　　5　味覚障害への一般的対応 ························· 堤　理恵　157

III 応用編〔チーム医療としての栄養療法の実際〕

A　入院患者への栄養療法導入　　　　160

　　1　入院時の栄養管理計画立案 ······················· 光永幸代　160

　　2　ベッドサイドチームの役割と NST ················ 森みさ子　163

　　3　様々な領域の医療チームとの円滑な連携のためには

　　　　··· 光永幸代　166

B　退院時の栄養指導　　　　168

　　1　自宅退院時の栄養指導 ··························· 内橋　恵　168

　　2　転院・施設入所予定者の栄養サマリーの記載 ······· 内橋　恵　173

　　3　退院時の栄養評価（摂取量，体重など） ············ 森みさ子　176

　　4　地域との連携 ································· 小椋いずみ　178

C　外来での栄養療法導入　　　　182

　　1　外来 NST の特徴・役割 ························· 内橋　恵　182

　　2　外来通院患者の栄養評価と計画の立案 ············· 内橋　恵　183

　　3　外来 NST の実践のポイント ···················· 天野良亮　185

　　4　外来 NST での目標設定 ························· 天野良亮　188

D　在宅・施設での栄養療法　　　　190

　　1　在宅 NST の特徴・役割 ························· 児玉佳之　190

　　2　在宅 NST の実践のポイント ···················· 児玉佳之　194

　　3　在宅 NST での目標設定 ························· 朝倉之基　196

　　4　在宅医療で実施可能な栄養・嚥下機能評価方法 ······ 亀井倫子　199

　　5　ミールラウンドの実践と情報共有 ········· 山口浩平，亀井倫子　201

Ⅳ　巻末資料

資料 1　MUST（Malnutrition Universal Screening Tool） ⋯ 206

資料 2　NRS-2002（Nutritional Risk Screening 2002） ⋯⋯ 206

資料 3　改訂口腔アセスメントガイド（Revised Oral
Assessment Guide：ROAG） ⋯⋯⋯⋯⋯⋯⋯⋯⋯ 207

資料 4　代表的な嚥下スクリーニング検査の概要 ⋯⋯⋯⋯⋯ 208

資料 5　学会分類 2021（とろみ）早見表 ⋯⋯⋯⋯⋯⋯⋯ 210

資料 6　乳児の食事摂取基準（1 日あたり） ⋯⋯⋯⋯⋯⋯⋯ 211

資料 7　小児（1〜5 歳）の食事摂取基準（1 日あたり） ⋯⋯ 212

資料 8　小児（6〜9 歳）の食事摂取基準（1 日あたり） ⋯⋯ 213

資料 9　小児（10〜14 歳）の食事摂取基準（1 日あたり） ⋯ 214

資料 10　AWGS（Asian Working Group for Sarcopenia）2019
⋯⋯⋯⋯⋯⋯⋯⋯⋯⋯⋯⋯⋯⋯⋯⋯⋯⋯⋯⋯⋯⋯ 215

資料 11　AWGS2019 の基準値一覧 ⋯⋯⋯⋯⋯⋯⋯⋯⋯⋯ 215

資料 12　透析患者の低栄養の指標 ⋯⋯⋯⋯⋯⋯⋯⋯⋯⋯⋯ 216

資料 13　CKD ステージによる食事療法基準 ⋯⋯⋯⋯⋯⋯⋯ 217

資料 14　CKD ステージによる食事療法基準（別表） ⋯⋯⋯⋯ 217

索　引 ⋯⋯⋯⋯⋯⋯⋯⋯⋯⋯⋯⋯⋯⋯⋯⋯⋯⋯⋯⋯⋯⋯⋯⋯ 218

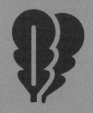

I. 基礎編 ［総論］

A　栄養評価と投与方法の決定　2

B　経口摂取　29

C　経腸栄養法　50

D　静脈栄養法　66

E　小児の栄養療法　85

F　高齢者の栄養療法　97

G　栄養療法にかかわる多職種の役割　104

A 栄養評価と投与方法の決定

❶ 栄養スクリーニング

栄養スクリーニングとは，対象の中から，明らかな栄養不良を有する者だけでなく，栄養不良のリスクや可能性がある者も含めて患者の抽出を行うことです．様々な栄養スクリーニングツールが開発されていますが，本項では日常臨床で頻用される主観的包括的評価（Subjective Global Assessment：SGA）の実施手順を示します．

 SGA 実施手順

❶問診項目

- □ 体重変化［長期間（6ヵ月）と短期間（2週間以内）の変化］
- □ 食物の摂取状況（平常時と比較した場合の食事内容の変化と期間）
- □ 消化器症状（2週間以上継続）
- □ 日常生活における活動状況
- □ 原疾患および代謝状態との関連（代謝亢進の有無と程度）

❷身体所見（0：正常，1＋：軽度，2＋：中等度，3＋：高度）

- □ 皮下脂肪の喪失
- □ 筋肉の喪失
- □ 浮腫（くるぶし，仙骨部）
- □ 腹水

❸主観的包括的評価判定（問診と身体所見により主観的に判定）

A：栄養状態良好
B：中等度栄養不良あるいは栄養不良の可能性
C：重度の栄養不良

解 説

その他の栄養スクリーニングツールとして，BMI，体重減少率，栄養摂取状況をスコア化した MUST（p206 参照），MUST の3項目に疾患の侵襲スコアを加えた NRS-2002（p206 参照），高齢者向け（65歳以上）に開発された MNA®（p99 参照）がある．各ツールにはそれぞれ特徴があり，どのツールを用いるかは評価対象・集団などの特性を考慮して決定することが望ましい．

［くわしくは］☞『JSPEN テキストブック』p126-138

❷ 身体計測と測定値の活用

体重測定をはじめとする身体計測は簡便で非侵襲的かつ低コストである，静的な栄養アセスメントです．また時間をあけて繰り返し測定することで，個人の測定値の変化を評価することができます．

実施手順

❶体重測定の実際

- ☐ 測定頻度・間隔をあらかじめ決めておく．
- ☐ 食事の影響を受けにくい空腹時に測定を行うなど，測定条件を一定にする．
- ☐ 起立不能な場合はスケールベッドや車椅子体重計，吊り下げ式体重計などを使用する．

❷身長測定の実際

- ☐ 起立可能な場合は身長計を用いて測定する．
- ☐ 立位が保てない場合や脊椎が弯曲している場合などはメジャーを用いて仰臥位で測定する．
- ☐ 全身拘縮が高度な患者など，身長計・メジャーいずれでも測定が困難な場合は，膝高の計測値から推定身長を算出することができる（表1）．

❸測定値の活用

- ☐ 体格指数（body mass index：BMI）の計算
  $$BMI = 体重（kg）/ [身長（m）]^2$$
- ☐ 理想体重（ideal body weight：IBW）の計算
  $$IBW（kg）= [身長（m）]^2 × 22$$
- ☐ %理想体重（% IBW）の計算
  $$\% IBW = 現体重（kg）÷ IBW（kg）×100$$
- ☐ 体重減少率の計算
  $$体重減少率（\%）=（通常体重 − 現体重）/ 通常体重 ×100$$

解 説

　身体測定値や，これをもとに計算された体格指数（BMI），理想体重（IBW）などの計算値は，多くの栄養評価の判定基準や，必要エネルギー・栄養量を推定する際に用いられ，栄養療法の実施に必要不可欠な情報の1つといえる．

　代表的な計算値であるBMIは国によって基準値は異なるが，肥満

表1 膝高の長さによる推定身長の計算式

男性（cm）：64.02＋［膝高計測値（cm）×2.12］－（年齢×0.07）
女性（cm）：77.88＋［膝高計測値（cm）×1.77］－（年齢×0.1）

（宮澤　靖ほか：臨栄 **107**：411-416, 2005 より引用）

表2 体格指数（BMI）による肥満の判定：日本肥満学会の判定基準

BMI 値	判　定
18.5 未満	低体重
18.5～25 未満	普通体重
25～30 未満	肥満（1度）
30～35 未満	肥満（2度）
35～40 未満	肥満（3度）
40 以上	肥満（4度）

（『JSPEN テキストブック』p140 より引用）

表3 体重を用いた栄養状態の評価

%理想体重 （%IBW）	90％以上	正常
	80～90％	軽度の栄養障害
	70～80％	中等度の栄養障害
	70％以下	高度の栄養障害
体重減少率	1～2％以上 /1 週間 5％以上 /1 ヵ月 7.5％以上 /3 ヵ月 10％以上 /6 ヵ月以上	これらの場合 有意な体重変化と判定

（『JSPEN テキストブック』p141 より引用）

の判定基準として活用されている（**表2**）．また，BMI については様々な疾患の有病率や死亡率との関係に関する研究が行われ，BMI 18.5 以上 25 未満，あるいは 25 以上 30 未満でリスクが最低となることも示されている．BMI が 22 となる体重が標準（適正）体重とされ，疾病罹患率が低いとされている．

体重測定では理想体重や以前の体重との比較も重要であり，**表3** のように％理想体重（%IBW）や体重減少率が栄養障害の判定に活用される．体重は体の水分量を反映しやすいため，浮腫や腹水を伴う場合などには「どの成分の」変動によるものか注意して判断する必要がある．

[くわしくは] ☞『JSPEN テキストブック』p139-141

❸ 身長・体重以外の身体計測

近年, 体組成分析装置などを用いた栄養評価法が推奨されていますが, 特定の測定機器を有しない場合, 皮下脂肪厚などの計測も初期の栄養スクリーニングや長期的に栄養療法を行う際のモニタリング指標として有用です.

📝 実施手順

□ 測定誤差を少なくするために, 同一者が測定することが望ましい.
□ 測定にはメジャーまたはインサーテープ, キャリパー (図1) を用いる.
□ 測定結果は, 2 回の平均値で評価する.

❶上腕周囲長 (arm circumference：AC) の測定 (図2)[1]

□ 仰臥位で, 肘を直角に曲げ, 上腕部は胴体に添わせ, 前腕部は手のひらを下に向け胴体に置く (図 2a).
□ 立位または座位の場合, 利き腕の反対側の腕を下垂させる.
□ 肩甲骨肩峰突起と尺骨肘頭突起間の中心点 (図 2b) に印をつける.
□ この印の円周の長さをメジャーまたはインサーテープを用いて測定する.

❷上腕三頭筋部皮下脂肪厚 (triceps skinfold thickness：TSF) の測定 (図 3)

□ 側臥位 (測定側の腕を上) で, 上腕を肘関節で 90 度屈曲させる.
□ 立位または座位で測定する場合は利き腕の反対側の腕を下垂させる[2].
□ AC の測定と同様, 肩甲骨肩峰突起と尺骨肘頭突起間の中心点 (図

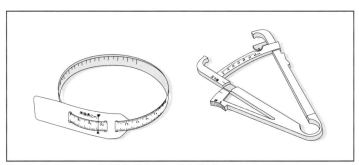

図1　インサーテープ (左) とキャリパー (右)

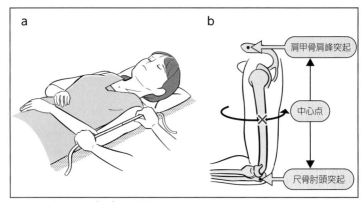

図2 上腕周囲長（AC）の測定
[日本栄養アセスメント研究 身体計測基準値検討委員会：栄評治 **19**（suppl）：1-81, 2002 を参考に作成]

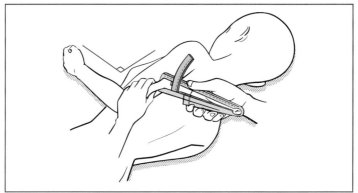

図3 上腕三頭筋部皮下脂肪厚（TSF）の測定
[日本栄養アセスメント研究 身体計測基準値検討委員会：栄評治 **19**（suppl）：1-81, 2002 を参考に作成]

　　2b) に印をつける.
□ 側臥位の場合，中心点から1 cm 離れた皮膚を脂肪層と筋肉部分を分離するよう親指と他の4本の指でつまみ上げ，キャリパーで測定する（図3）.
□ 立位または座位の場合，中心点から上方約2 cm を親指と人差し指でつまみ，測定する.

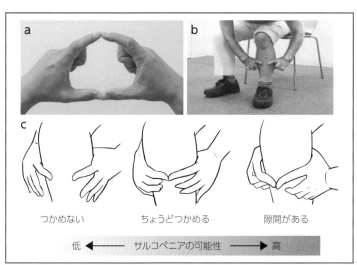

つかめない　　　　　ちょうどつかめる　　　　隙間がある

低 ←――― サルコペニアの可能性 ――→ 高

図4　指輪っかテスト
[Tanaka T et al：Geriatr Gerontol Int **18**（2）：224-232, 2018 を参考に作成]

❸下腿周囲長（calf circumference：CC）の測定

□ 下腿部（膝から足首まで）の最大周囲径をメジャーまたはインサーテープを用いて測定する.

＜その他＞

❹指輪っかテスト（図4a, b）

□ 両手の人差し指と親指で指輪っかをつくる.

□ 利き手でないほうの脚を90度に曲げ，下腿部（膝から足首まで）の最も太い部分を指輪っかで軽く一周させる.

❺握力の測定（Smedley型握力計の場合）

□ 直立姿勢で握力計の指針が外側になるように握り，握り幅が人差し指の第2関節とほぼ直角になるよう調節する（図5）.

□ 握力計が身体や衣服に触れないようにし，両足を左右に自然に開き腕を自然に下げ，力いっぱい握りしめる.

□ 右左交互に2回ずつ実施する. 左右それぞれのよいほうの記録を平均し，キログラム未満は四捨五入する.

❻ウエスト・ヒップ周囲径の測定

□ 両足を揃えて両腕は横に置き，体重が均等になるよう立つ.

□ 通常の呼吸の終了時にメジャーで測定する.

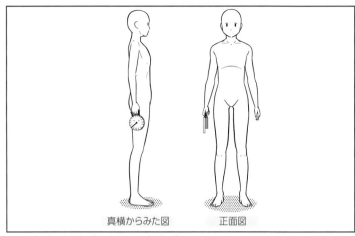

図5 握力の測定（Smedley 型握力計）

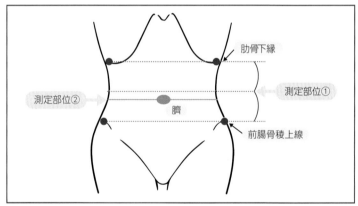

図6 ウエスト周囲径の測定位置

❻-1 ウエスト周囲径（図6）

□ 測定部位①肋骨下縁と前腸骨稜上線との中点を測定する．
□ 測定部位②臍の周囲を測定する．

❻-2 ヒップ周囲径

□ 殿部の最も幅の広い部分を測定する．

📝 測定値の活用

❶上腕筋囲長（arm muscle circumference：AMC），上腕筋面積（arm muscle area：AMA）の算出

- AMC と AMA は上腕骨の太さを一定，腕断面積を円と仮定し，AC や TSF の測定結果を用いて，皮下脂肪厚を除いた式で求める．
- 計算式

  AMC (cm) ＝ AC (cm) － π (3.14) × TSF (mm) /10

  AMA (cm²) ＝ [AMC (cm)] ²/4π

❷各測定部位の実測値や計算結果の判断

- 日本人の新身体計測基準値（JARD2001）[1]の年齢・性別ごとの基準値と比較し判定を行う．
- その結果をふまえ，体脂肪や筋タンパク質の蓄積・消耗状態を評価する（表1）．

＜その他＞

❸指輪っかテスト

- 指輪っかの周囲とふくらはぎの周囲を比較しサルコペニアのリスクを判定する（図4c）．

❹握力

- サルコペニア診断（p98参照）等に利用する．

❺ウエスト・ヒップ周囲径

- ウエスト/ヒップ比（waist to hip ratio：W/H 比）の計算

  W/H 比：ウエスト（測定部位①）周囲長 (cm) / ヒップ周囲長 (cm)

- ウエスト周囲径（測定部位②）：メタボリックシンドローム診断項目の1つとして利用する．

💎 解 説

　上腕周囲長（AC）は脂肪量と筋肉量の全体を評価しており体重（全身）に関連する．また，上腕筋囲長（AMC）や上腕筋面積（AMA）の算出に用い，筋肉量の評価に使用する．

　皮下脂肪厚は体脂肪の評価に使用され，臨床的に多く用いられる上腕三頭筋部皮下脂肪厚（TSF）のほか，肩甲骨下部脂肪厚（subscapular skin fold thickness：SSF）などを測定することもある．ただし，極度の肥満やるいそうのある場合は誤差が大きいため不適当である．

　下腿周囲長（CC）は下腿筋量の評価に用い，BMI と比べて筋肉量

表1　日本人の新身体計測基準値（JARD2001）との比較

	評価項目	基準値との比（基準値 / 実測値×100）		
		80～90%	60～80%	60%以下
TSF	体脂肪の消耗状態	軽　度	中等度	高　度
AMC あるいは AMA	筋タンパク質の消耗状態			

（『JSPEN テキストブック』p142-143 を参考に作成）

の減少を反映しやすい指標と考えられている．また CC でサルコペニアの有無を評価する指輪っかテストは，測定器具を必要とせず，簡便で利用しやすい．

　握力は筋力評価やサルコペニア診断に用いられ，代表的な測定機器には Smedley 型握力計と Jamar 型握力計がある．本項では日本で広く使用されている Smedley 型握力計について掲載した．

　W/H 比は内臓脂肪量の推測に用いられ，値が大きいほど内臓脂肪型の可能性が高い．また，ウエスト周囲径は，男性 85 cm，女性 90 cm が内臓脂肪の断面積の 100 cm^2 に相当することから，メタボリックシンドロームの診断に用いられている．ウエスト測定部位は評価指標により異なるため，注意が必要である．

　消費エネルギーの亢進や浮腫を生じやすい心不全，体タンパク質の変化が緩徐な安定期の慢性呼吸不全では，通常，栄養アセスメントに用いられる血清タンパク質などの解釈に注意が必要で，このような病態では身体計測は特に有用とされている．病態の特徴や栄養評価の目的に応じ，身体測定項目の選択が必要である．

[くわしくは] ☞『JSPEN テキストブック』p141-147
☞『静脈経腸栄養ガイドライン（第 3 版）』p269

文　献
1) 日本栄養アセスメント研究 身体計測基準値検討委員会：栄評治 **19**（suppl）：1-81，2002
2) National Center for Health Statistics. National Health and Nutrition Examination Survey（NHANES）：Anthropometry Procedures Manual2012. <https://www.cdc.gov/nchs/data/nnyfs/body_measures.pdf>（2023 年 2 月閲覧）
・Tanaka T et al：Geriatr Gerontol Int **18**（2）：224-232, 2018
・文部科学省：新体力テスト実施要項 <https://www.mext.go.jp/a_menu/sports/stamina/03040901.htm>（2023 年 2 月閲覧）

❹ 栄養障害の診断（GLIM 基準と体組成）

GLIM（Global Leadership Initiative on Malnutrition）基準は世界規模でコンセンサスを得て作成された，世界共通の低栄養診断基準です．低栄養診断を行うには，まず栄養スクリーニング（図1）を行って低栄養リスクがあると判断した場合に，「現症（phenotypic criteria）」の3項目と「病因（etiologic criteria）」の2項目を用いて診断確定します（表1）．低栄養診断確定後は「現症（phenotypic criteria）」の3項目を用いて低栄養の重症度を判定します（表2）．

 実施手順（図1）

☐ 栄養スクリーニング（SGA，NRS-2002，MUST，MNA®-SF など）を行う．
☐ 低栄養リスクがあると判断した場合に栄養アセスメントを実施する．
☐ アセスメント項目として「現症」の3項目と「病因」の2項目をチェックする（表1）．
　● 現症：①意図しない体重減少，②低BMI，③筋肉量減少
　● 病因：①食事摂取量減少 / 消化吸収能低下，②疾患による炎症の関与
☐ 現症の1項目以上と病因の1項目以上を満たす場合に低栄養と診断確定する．
☐ 現症の3項目を用いて低栄養重症度を判定する（表2）．
　● stage 1：中等度低栄養
　● stage 2：重度低栄養

解 説

　GLIM 基準を用いて低栄養診断を行う際には図1に示した診断フローチャートに従う．栄養スクリーニングで低栄養リスクありと判断した場合に GLIM 基準で栄養アセスメント（表1）を行い，低栄養の診断確定後に重症度を判定する（表2）．ここで注意すべきこととして，現行基準では栄養アセスメントに用いる BMI のアジア基準は設定されているが，重症度を判定するための BMI のアジア基準が設定されていないことである．

　筋肉量減少が低栄養の基準の1つとして定義されたことは，体組成分析の重要性が示唆されると同時に，サルコペニアが各疾患のアウト

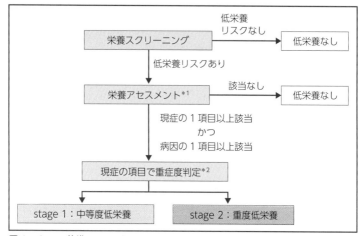

図1　GLIM 基準による診断フローチャート
＊1：表 1 参照，＊2：表 2 参照

表1　GLIM 基準による栄養アセスメント

現症（phenotypic criteria）	
意図しない体重減少	＞5%（6 ヵ月以内） ＞10%（6 ヵ月以上）
低 BMI（kg/m²）＊	＜18.5（70 歳未満） ＜20.0（70 歳以上）
筋肉量減少	BIA/DXA/CT （上記困難なら上腕周囲長，下腿周囲長）
病因（etiologic criteria）	
食事摂取量減少/消化吸収能低下	必要量≦50%が 1 週間以上 食事摂取低下が 2 週間以上 慢性的な消化吸収障害
疾患による炎症の関与	急性炎症 / 外傷 慢性炎症

＊アジア人に対する基準を示す（グローバル基準は＜20：70 歳未満，＜22：70 歳以上）
(Cederholm T et al：Clin Nutr **38**：1-9, 2019 より引用)

カムを不良にすることが明らかにされてきた背景がある．GLIM 基準
では筋肉量測定として客観的指標として判断できる生体電気インピー
ダンス法（BIA），二重エネルギー X 線吸収測定法（DXA），CT な
どの測定が推奨されている．それが困難な場合には上腕周囲長や下腿

表2　GLIM 基準による重症度判定

	体重減少	低BMI（kg/m²） *アジア基準なし	筋肉量減少
stage 1： 中等度低栄養	5〜10％（6ヵ月以内） 10〜20％（6ヵ月以上）	<20.0（70歳未満） <22.0（70歳以上）	軽度・中等度 減少
stage 2： 重度低栄養	>10％（6ヵ月以内） >20％（6ヵ月以上）	<18.5（70歳未満） <20.0（70歳以上）	重度の減少

(Cederholm T et al : Clin Nutr **38** : 1-9, 2019 より引用)

周囲長を用いた身体評価が行われる．2018 年に発表された現行基準
では重症度判定に用いる筋肉量の基準値が定められていないため，次
回の診断基準改訂で基準値の設定が望まれている．
　現在は GLIM 基準の診断妥当性やアウトカム予測の妥当性が検証
されている段階である．今後は世界共通の低栄養診断基準として広く
用いられる可能性が高い．よって今後は各施設で用いている診断ツー
ルと併せて GLIM 基準でも低栄養評価を行うべきと考える．

［くわしくは］☞『JSPEN テキストブック』p136-138

❺ 検体検査から栄養障害を考える

血液検査は，客観的な栄養評価や代謝動態を把握するうえで重要な指標となり，その項目は静的指標と動的指標に分類されます．

💎 解　説

静的指標：種々の因子の影響を受けにくく，測定時付近の平均的栄養状態を反映したもの（例：総タンパク，アルブミン，総コレステロール，微量元素など）

動的指標：リアルタイムの代謝・栄養状態を反映したもの［例：rapid turnover protein：RTP（トランスサイレチン，レチノール結合タンパク，トランスフェリン），急性相タンパク（CRPなど），窒素平衡など］

代表的な検査項目（**表1**）を以下に示す．

❶タンパク代謝：アルブミン（Alb），RTP*¹

アルブミン（albumin：Alb）は栄養評価の代表的な指標であるが，体内プールが大きく半減期も長いため比較的長期的な栄養状態を示す．RTPはAlbと比較して半減期が短くタンパク代謝動態を把握するうえで有用である．AlbとRTPの組み合わせによる解釈を**表2**に示す．なお，Alb，RTPとも肝疾患（タンパク合成障害），腎疾患（排泄障害）や炎症（タンパク消耗性疾患）の影響を受けるため注意が必要である．そのため，炎症マーカーである急性相タンパク（CRPなど）も同時に把握する必要がある．炎症マーカーは栄養指標タンパクと逆相関を示す．

❷窒素平衡（窒素バランス）（NB）：尿素窒素（UN），
尿中尿素窒素（UUN）*²

摂取（投与）たんぱく質中の窒素と排泄される窒素の出納を窒素平衡（窒素バランス，nitrogen balance：NB）と呼び，異化状態か同化状態かを判定する指標となる．アミノ酸の最終代謝産物である尿素窒素（urea nitrogen：UN）は尿中に排泄され，尿中尿素窒素（urine urea nitrogen：UUN）は尿中総窒素のおよそ80％を占めるため，UUNを用いてNBを算出できる．

［算出法］ NB＝たんぱく質摂取量（g）/6.25−UUN（g/日）×5/4

＊UUNは24時間蓄尿で測定する

［評　価］ 正：同化状態，負：異化状態

表1 栄養評価に重要な検査項目と特徴

	項目名	略称	特徴
タンパク質	アルブミン	Alb	膠質浸透圧の維持を担う
	トランスサイレチン	TTR	腎不全，甲状腺機能亢進で高値
	レチノール結合タンパク	RBP	腎不全で高値
	トランスフェリン	Tf	鉄欠乏性貧血で高値
	C反応性タンパク	CRP	AlbやRTPと逆相関を示す
糖質	グルコース	Glu	
	グリコヘモグロビン	HbA1c	過去約1ヵ月間の血糖指標
	グリコアルブミン	GA	過去約2週間の血糖指標
	乳酸	Lac	末梢組織の低酸素状態の指標
尿中生化学	尿中尿素窒素	UUN	排泄量は喪失したタンパク量を示す
	尿中ケトン体		飢餓状態，糖尿病性ケトアシドーシスの診断に有用
微量元素	亜鉛	Zn	欠乏：様々な免疫不全につながる
	銅	Cu	欠乏：白血球減少，汎血球減少
	セレン	Se	抗酸化作用 欠乏：皮膚炎，心筋障害など
ビタミン	ビタミンA		腸管免疫に重要
	ビタミンB_1		欠乏：乳酸アシドーシス
	ビタミンB_{12}		欠乏：悪性貧血
	葉酸		欠乏：巨赤芽球性貧血

表2 アルブミン（Alb）とRTPの組み合わせによる解釈

Alb	RTP	評価
正常	正常	問題なし
正常	低値	最近の低栄養
低値	正常	改善傾向
低値	低値	長期低栄養，侵襲

❸糖代謝：グルコース，グリコヘモグロビン（HbA1c），グリコアルブミン[*3]

　栄養療法において，血糖管理は重要である．インスリン作用の不足による高血糖状態は，脂肪やタンパク質など様々な代謝系に影響を及ぼす．糖尿病ではインスリン不足によりケトアシドーシス，高浸透

表3　CONUT（Controlling Nutritional Status）スコア

血清 Alb (g/dL)	≧3.50	3.00～3.49	2.50～2.99	<2.50
スコア	0	2	4	6
TLC (/μL)	≧1,600	1,200～1,599	800～1,199	<800
スコア	0	1	2	3
T-cho (mg/dL)	≧180	140～179	100～139	<100
スコア	0	1	2	3
栄養評価	正常	軽度異常	中等度異常	高度異常
スコア合計	0～1	2～4	5～8	9～12

Alb：アルブミン，TLC：末梢血リンパ球数，T-cho：総コレステロール
（『JSPEN テキストブック』p134 より引用）

圧・高血糖状態をきたし，脱水，電解質異常など全身状態にも大きな影響を及ぼす．血糖管理には血中グルコースだけでなく HbA1c やグリコアルブミンも有用である．また，侵襲時やステロイド使用時にはインスリン抵抗性が高まり耐糖能が低下する．

❹微量元素・ビタミン

侵襲を受けた生体では微量元素の需要が増加するため亜鉛やセレン欠乏に注意が必要であり，銅欠乏は汎血球減少を引き起こす．亜鉛や銅は容易に測定が可能なためアセスメントに活用しやすい．また，亜鉛と銅は拮抗作用があることにも要注意である．

ビタミンの欠乏については，葉酸やビタミン B_{12} 欠乏では巨赤芽球性貧血（大球性貧血）をきたす．欠乏の原因は摂取不足のほか，胃切除後や吸収障害，薬物の影響もある．

❺血液生化学検査を用いた代表的な栄養スクリーニング[*4]

CONUT（Controlling Nutritional Status）法：血清 Alb 値，末梢血リンパ球数，総コレステロール値をスコア化して算出した値（CONUT スコア）により栄養状態を4段階に判定する方法（**表3**）．治療後の予後予測として検討されている．

GNRI（Geriatric Nutritional Risk Index）：GNRI は65歳以上の高齢者における合併症発症率，死亡率を予測する指標として発表されたものである．血清 Alb 値と現体重・理想体重比の2項目から算出する（**表4**）．

［くわしくは］☞『JSPEN テキストブック』p148-149（＊1），p150，p164-168（＊2），p151（＊3），p132-134（＊4）

表4　GNRI（Geriatric Nutritional Risk Index）

GNRI 値*	リスク評価
GNRI≧98	良好
98＞GNRI≧92	低リスク
92＞GNRI≧82	中リスク
82＞GNRI	高リスク

＊：GNRI 値＝14.89×血清 Alb（g/dL）＋41.7×現体重/理想体重
理想体重＝［身長（m）]^2×22（本書 p3 参照）
（『JSPEN テキストブック』p134 より引用）

⑥ エネルギー消費量の算出方法

エネルギー投与量を決定するためには，総エネルギー消費量を求める必要があります．総エネルギー消費量は，「基礎代謝量×活動係数×ストレス係数」という Long の式で求めることができます．

 基礎代謝量（basal metabolic rate：BMR）の推定

❶間接熱量測定を用いた，安静時エネルギー消費量（resting energy expenditure：REE）の算出

＜対象患者例＞

- ICU 患者などの高度侵襲症例，小児の重症心身障害児，心不全患者，慢性呼吸不全患者，がん患者，移植患者，神経性食思不振症患者など

＜正確に測定できない状態＞

- 呼吸器系にリークがある場合（気胸，カフなし気管カニューレなど）
- 呼吸以外に炭酸ガスの喪失がある場合（血液透析，腹膜透析など）
- 経鼻酸素吸入が必要な場合
- 人工呼吸器管理中の高濃度酸素投与例（$FiO_2 \geqq 50\%$，$PEEP \geqq 7\ cmH_2O$）など

＜測定条件＞

（患者側の条件）

- ☐ 8 時間以上絶食の後で測定する（通常，早朝の安静臥床時）．
- ☐ 静脈栄養法が施行されている場合には，投与速度を一定にする．
- ☐ 仰臥位または半起座位で 30 分以上安静を保ち，その後 15〜20 分程度の測定を行う．
- ☐ 測定中はテレビや音声などの刺激も避ける．

（機器の条件）

- ☐ 測定前に機器の十分なウォーミングアップとキャリブレーションを行う．
- ☐ $\dot{V}O_2$ と $\dot{V}CO_2$ の数値が安定した時点以降の平均値を求める．
- ☐ マスク法でもキャノピー法でも，リークによる過小評価や過呼吸による過大評価に注意する．

❷推定式を用いた，基礎エネルギー消費量（basal energy expenditure：BEE）の算出

＜Harris-Benedict 式による算出＞

☐ 男性 BEE（kcal/ 日）＝ 66.4730 ＋ 13.7516w ＋ 5.0033h − 6.7550a

☐ 女性 BEE（kcal/ 日）＝ 655.0955 ＋ 9.5634w ＋ 1.8496h − 4.6756a

　[w：体重（kg），h：身長（cm），a：年齢（歳）]

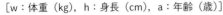 総エネルギー消費量（total energy expenditure：TEE）の推定

☐ TEE ＝ BEE ×活動係数×ストレス係数

☐ TEE ＝ REE ×活動係数

　● 活動係数（activity factor：AF）：ベッド上 1.2，ベッド外 1.3

　● ストレス係数（stress factor：SF）：予定手術後 1.0，敗血症 / 多発外傷 / 多臓器不全 1.20〜1.40，熱傷 1.20〜2.00 など

✦ 解 説

　エネルギー投与量が総エネルギー消費量を下回れば栄養障害に，上回れば過剰栄養に陥るため，総エネルギー消費量を正確に推定し，エネルギー投与量を決定することは栄養療法において非常に重要である．

　間接熱量測定法では，炭水化物，脂質，たんぱく質からエネルギーが産生される際に消費される酸素（$\dot{V}O_2$）と，産生される二酸化炭素（$\dot{V}CO_2$）を測定して安静時エネルギー消費量（REE）や呼吸商（respiratory quotient：RQ）を算出することが可能である．測定条件や測定方法が適切であれば，エネルギー消費量の推定法として有用性が高く，特にエネルギー代謝の変動が大きく予測がつきにくい高度侵襲症例などでの測定が推奨されている．実測した安静時エネルギー消費量（REE）／基礎エネルギー消費量（BEE）の予測値は，ストレス係数に相当することから，間接熱量測定の結果からストレス係数を設定することも可能である．詳しい間接熱量測定の理論や測定機器の種類については『JSPEN テキストブック』を参照されたいが，高額な機器であり測定の手間も要するため，すべての施設や患者に適用することは現実的に難しい．

　そのため，Harris-Benedict 式などの推定式が用いられやすい．実測された安静時エネルギー消費量（measured REE）に対して，predicted REE と表記されることも多い．Harris-Benedict 式は，日

本でも広く用いられている算出式であるが，実際の数値との間の誤差を念頭に置く必要がある．特に，高齢女性には Harris-Benedict 式は適したものではなく，実測して求めた REE よりも多めに算出されることに注意する．また，ストレス係数については，十分なエビデンスに乏しい疾患や病態もある．したがって，推定式をもとに設定したエネルギー投与量は，常にモニタリングにより再評価し，調整していく必要がある．

［くわしくは］☞『JSPEN テキストブック』p169-174, p208-217
☞『静脈経腸栄養ガイドライン（第 3 版）』p140-142

❼ 栄養の投与経路はどのように決めるか

栄養療法にはその投与経路により「静脈栄養法（parenteral nutrition）」と「経腸栄養法（enteral nutrition）」があります．栄養療法を行ううえでは，症例や病態に応じた投与経路を選択する必要があり，個々の症例に応じた栄養投与法を選択することが重要です．大原則として，腸管が機能している場合には経腸栄養法が優先されます．

📝 **実施手順（栄養障害に対する栄養投与経路選択の基本的な考え方）**

☐ 消化管が機能している状態か確認する．

☐ 消化管が機能していない場合は静脈栄養法を選択する．

☐ 消化管が機能している場合は経腸栄養法を選択する．

☐ 消化管が機能しており，経口摂取が安全に行える場合は，経口摂取を基本とする．

☐ 経口摂取が不可能，または経口摂取のみで必要量を十分に摂取できない場合は経管栄養法を選択する．

☐ 経腸栄養法のみでは十分な栄養量を投与できない場合には，静脈栄養法を併用する．

💎 **解 説**

　栄養経路は静脈栄養法と経腸栄養法に大別され，経腸栄養の投与方法には経口摂取と経管栄養法がある．経管栄養法と静脈栄養法にはそれぞれ図1のような方法があり，消化管機能，栄養療法の施行時期，誤嚥の危険性，全身状態や背景疾患などを考慮して選択する必要がある．米国静脈栄養学会（ASPEN）ガイドラインによる栄養投与方法の選択の考え方を図2に示す．

　経口摂取は最も生理的な栄養摂取方法だが，経口摂取が可能と判断する基準としては消化管機能が保持されていることが前提であり，加えて食欲が維持され，咀嚼や嚥下といった機能も維持されている必要がある．また，経腸栄養法は安全性やコストの面からも活用されやすいが，現時点では必ずしもすべての疾患で静脈栄養法に対する優位性が示されているわけではなく，両者を併用すべき病態も多い．それぞれの方法の特徴をよく理解して投与経路を選択することが重要である．さらに，選択した投与方法を漫然と継続せず，病状や身体機能をふまえて変更を考慮する必要がある．それぞれの栄養投与方法の特徴や適応，合併症については本書の各項目を参照されたい．

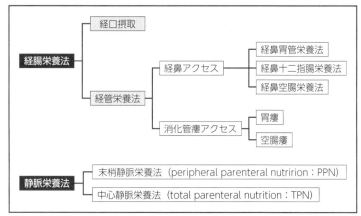

図 1　栄養投与経路
(『JSPEN テキストブック』p200 を参考に作成)

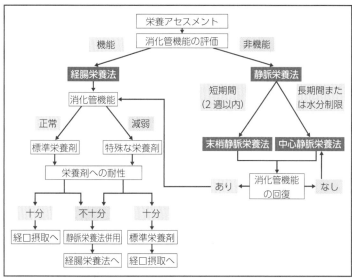

図 2　ASPEN ガイドラインによる栄養療法のアルゴリズム
[ASPEN Board of Directors and the Clinical Guidelines Task Force：JPEN J Parenter Enteral Nutr **26**（1 Suppl）：1SA-138SA, 2002 より引用]

[くわしくは] ☞『JSPEN テキストブック』p200-207

☞『静脈経腸栄養ガイドライン（第 3 版）』p13-15

❽ 投与エネルギー・三大栄養素の投与量の決定法

三大栄養素である炭水化物，たんぱく質，脂質は相互に変換し合って，生体のエネルギー源としての役割を果たしています．全体としてのエネルギー投与量を決定してから各栄養素の投与量をそれぞれに算出します．

 実施手順

❶ 1 日に必要なエネルギー量を決定する（以下のいずれかの方法を用いる）

□ 体重あたり 25〜30 kcal を基準とし，病態およびストレスの程度に応じて増減する．

□ 間接熱量計を用いて，安静時エネルギー消費量を測定して算出する．

□ Harris-Benedict 式（p19 参照）などを用いて基礎エネルギー消費量を予測し，活動量や病態によるエネルギー代謝の変化を考慮して算出する．

❷たんぱく質の投与量を設定する

□ 体重あたり 0.8〜1.0 g/日を基準とし，病態およびストレスの程度に応じて増減する．

□ 投与エネルギーとアミノ酸投与量の関係は非タンパクカロリー / 窒素比（non-protein calorie/nitrogen：NPC/N 比）で表される．

□ たんぱく質の必要量は，一般的な入院患者では 0.8〜1.0 g/kg/日，NPC/N 比が 150 前後になるように設定する．

❸脂肪の投与量を設定する

□ 経腸栄養法の場合は，総エネルギー投与量の 20〜40％を基準とし，病態に応じて増減する．

□ 静脈栄養法の場合は，原則として脂肪乳剤を併用する．

□ 脂肪乳剤の投与速度は 0.1 g/kg/時以下とし，1 日 1.0 g/kg 以上の投与は避ける．

❹炭水化物（糖質）の投与量を設定する

□ 総エネルギー投与量の 50〜60％を基準とし，病態に応じて増減する．

□ 静脈栄養法の場合は，グルコースとして 5 mg/kg/分以下（侵襲時は 4 mg/kg/分以下）の速度で投与する．

✦ 解 説

　エネルギー必要量を算出する場合は，患者の基礎代謝に加え，活動量，疾病や外傷によるストレス等の代謝変化について考慮する．たんぱく質の必要量は，代謝亢進ストレスの度合いや消耗の程度によって変化するため，外傷，熱傷，感染症など代謝亢進ストレスが発生している場合，たんぱく質量を増やす．また，カロリー摂取量とたんぱく質量の間には相互関係があり，投与された窒素が有効に体タンパク合成に利用されるためには，炭水化物や脂質による十分なエネルギーを与えることが大切である．総エネルギー必要量が決まれば，まず，たんぱく質量を考え，そして脂肪，糖質の量を設定していくのがよいとされている．

　　　　　［くわしくは］☞『JSPEN テキストブック』p140-148

❾ 三大栄養素以外の栄養投与の考え方

人体を構成したり生体反応を調節したりするためには，水分や電解質のほか，ビタミン，微量元素，食物繊維の栄養素も必要です．疾患や病態に応じた投与設計についてはより深い理解が求められますが，ここでは三大栄養素以外の栄養投与の基本的な考え方や重要な注意点について解説します．

基本的な考え方

<水分投与量>

- ①体重 1 kg あたり 30〜40 mL/ 日，または② 1 kcal のエネルギー投与量あたり水分 1 mL として設定，病態に応じて増減する．
- 出納バランスから尿，不感蒸泄，便として排泄される水分量に見合うよう調整する．
- 侵襲下では水分貯留の可能性を考慮する．利尿期を適切に判断し利尿薬の投与も考慮する．

<電解質（ナトリウム，カリウム，カルシウム，マグネシウム，リン）の投与量>

- 目安：「日本人の食事摂取基準（2020 年版）」[1] を参考に設定する．
- 血清濃度のモニターと補正を行う．
- リフィーディング症候群（p27 参照）など電解質異常をきたしやすい病態下では，より慎重な観察が必要となる．

<ビタミンの投与量>

- 目安：「日本人の食事摂取基準（2020 年版）」[1] を参考に設定する．
- 静脈栄養法施行時はビタミン B_1 を必ず補充する．

<微量元素の投与量>

- 目安：「日本人の食事摂取基準（2020 年版）」[1] を参考に設定する．

<食物繊維の投与量>

- 成人の場合，男性 21 g/日以上，女性 18 g/日以上が推奨されている．

💎 解 説

❶電解質製剤投与時の主な注意点

　低ナトリウム血症（<136 mEq/L）の補正：原因に応じて水制限，利尿薬投与，ナトリウム補充が行われるが，急激なナトリウムの補正は脳細胞の脱水，萎縮をまねき意識障害や麻痺，痙攣を伴う浸透圧性脱髄症候群を起こすことがある．そのため重度の低ナトリウム血症で

ナトリウムの補充が必要な場合でも，1〜2 mEq/L/時の投与で補正し，12 mEq/L/日を超えないことが安全とされる．

低カリウム血症（＜3.5 mEq/L）の補正：緊急の場合を除いてはカリウム剤の経口投与が原則となる．重篤な不整脈を伴うなど緊急の場合は輸液にて補正を行うが，KClの急速静注は不整脈や心停止のおそれがあるためワンショット静注は禁止であり，必ず希釈を行う．輸液と混合する場合は，輸液製剤中のカリウム含有量にも注意する．投与濃度は 40 mEq/L 以下，投与速度は 20 mEq/時以下，1日投与量は原則として 100 mEq/日以下とする（病態に応じた医師の判断において，心電図などの厳密観察下ではより高濃度での投与が許容される場合もある）．また KCl の組織障害性により，末梢静脈からの投与では 20 mEq/L 以下の濃度が望ましく，それ以上の濃度の場合は中心静脈から投与する．

❷ビタミン

ビタミンは体内で合成できないため，一定量を体の外から投与する必要がある．各脂溶性ビタミン（ビタミン A，ビタミン D，ビタミン E，ビタミン K），水溶性ビタミン（ビタミン B_1，ビタミン B_2，ナイアシン，ビタミン B_6，ビタミン B_{12}，葉酸，パントテン酸，ビオチン，ビタミン C）については「日本人の食事摂取基準（2020 年版）」[1] を参考に，疾患や病態を考慮して投与する．

グルコースの代謝にはビタミン B_1 が必要である．ビタミン B_1 が欠乏すると乳酸アシドーシスや Wernicke（ウェルニッケ）脳症などの重篤な合併症をきたすため，特に静脈栄養法に際しては 1 日 3 mg 以上のビタミン B_1 の投与が必須である．

❸微量元素

通常の食事や病院食では欠乏症のリスクは低いが，経腸栄養法や静脈栄養法では配合の偏りにより欠乏症を起こすおそれがある．鉄，亜鉛，銅，ヨウ素，セレン，クロム，モリブデン，マンガンについては「日本人の食事摂取基準（2020 年版）」[1] を参考に，疾患や病態を考慮して投与する．中心静脈栄養法実施時には 1 日推奨量の微量元素製剤の投与が原則である．

[くわしくは] ☞『JSPEN テキストブック』p208-216
☞『静脈経腸栄養ガイドライン（第 3 版）』p143-148

文　献
1) 日本人の食事摂取基準（2020 年版）<https://www.mhlw.go.jp/stf/newpage_08517.html>（2023 年 3 月閲覧）

⑩ リフィーディング症候群

慢性的な半飢餓状態の患者に短時間に急激な栄養投与を行うことで起こる低リン血症を代表とした複雑で致死的な代謝異常をリフィーディング症候群といいます。しかし，栄養開始時の適切なモニタリングと予防的な対応により，リフィーディング症候群を予防することも可能です。

解 説

❶リフィーディング症候群とは

リフィーディング症候群とは，飢餓などの慢性的な栄養障害の患者に急速な栄養投与を行うことで，主に体液量と電解質に関連した代謝異常を起こし，呼吸・循環系の機能障害や神経系の致死的な異常を引き起こす病態である。再栄養開始後から1～2週間以内に低リン血症，低カリウム血症，貧血，痙攣，浮腫などの特徴的な徴候を生じる。

長期化した飢餓状態ではエネルギー基質やたんぱく質，ビタミン類や電解質の慢性的な不足が生じている。飢餓状態では代謝全体が低下していることもあり代償機能により維持されている。しかし，そのような状態下に強制栄養を開始すると代償機能が亢進し，代謝に必要な微量栄養素が欠乏する。リンの欠乏は心臓，脳神経，筋肉，赤血球，肝臓などの全身の重要臓器の低下をきたし，カリウムやマグネシウムの欠乏は不整脈や四肢麻痺などの神経症状を引き起こす。ビタミンB_1の欠乏は乳酸アシドーシスや中枢神経・末梢神経の異常をまねく。これらの結果，心不全，不整脈，意識障害，肝機能異常などの致死的な状況が生じる。

❷リフィーディング症候群のリスク患者

リフィーディング症候群は前述のとおり，慢性的な低栄養患者に生じるリスクがある。神経性食思不振症，アルコール依存症，がん悪液質患者，手術やICU入室による7～10日以上の絶食状態，長期間の低エネルギーの静脈栄養法などの栄養再開時もリスクがあるため注意を要する。再栄養時の経路は静脈栄養法，経腸栄養法いずれにも起こりうる。英国NICE診療ガイドライン[1]によるリフィーディング症候群の高リスク因子を表1に示す。

❸リフィーディング症候群を予防するための栄養管理のポイント

栄養管理の開始にあたり，まずはリフィーディング症候群のリスクを正しく評価することが必要である。英国NICE診療ガイドライン[1]では，投与熱量は高リスク症例では10 kcal/kg/日から投与を開

表1 リフィーディング症候群の高リスク因子

1. 以下の項目を 1 つ以上満たす場合
・BMI<16 kg/m²   ・最近 3～6 ヵ月の 15%を超える体重減少   ・10 日間以上の絶食   ・血清リン，カリウム，マグネシウムの低値
2. 以下の項目を 2 つ以上満たす場合
・BMI<18.5 kg/m²   ・最近 3～6 ヵ月の 10%を超える体重減少   ・5 日間以上の絶食   ・アルコールの過剰摂取歴

[Nutrition support in adult. Clinical guideline CG32, National Institute for Health and Care Excellence, 2006 より引用]

始し，4～7 日かけて徐々に増量させる．極度の低栄養症例（BMI<14 kg/m² 以下）では 5 kcal/kg/日から開始し，不整脈や心不全徴候の有無を慎重かつ綿密にモニターする．栄養療法開始後 10 日目まではビタミン B_1 を 1 日 200～300 mg 予防的に投与する．また，栄養療法の開始時より 2 週間は，リン，カリウム，マグネシウム，カルシウムの血清レベルを慎重にモニターし，不足があれば積極的に補正する．これらの血清電解質ははじめの 1 週間は連日，次の 1 週間は週 3 回以上評価を行う．

[くわしくは] ☞『JSPEN テキストブック』p267，p342，p486-488
☞『静脈経腸栄養ガイドライン（第 3 版）』p164

文 献

1) Nutrition support in adult. Clinical guideline CG32, National Institute for Health and Care Excellence, 2006

B　経口摂取

❶ 口腔機能のアセスメント

経口摂取した食物は，歯を用いて咬むことで粉砕され，口唇・舌・頬粘膜の動きで唾液と混和され食塊を形成し，咽頭に送り込まれます．この一連の動きにかかわるものを多角的に評価し，「食べられる口」であるかを判断する必要があります．併せて，患者の口腔清掃の自立度についても評価する必要があります．

　実施手順

❶現在の摂食状態の評価 [1]
- □ 摂食状況［経口摂取のみ，経口摂取と代替栄養，経口摂取なし］

❷口腔機能アセスメントツールによる評価

例として，改訂口腔アセスメントガイド（Revised Oral Assessment Guide：ROAG）[2,3]（p207 参照）のスコアによる評価を示す．
- □ 合計点［機能良好：8 点，中等度の機能障害：9〜12 点，高度の機能障害：13〜24 点］

❸口腔清掃に対する自立度の評価 [4]
- □ うがい［自立，一部介助が必要，全介助が必要，うがい不能］
- □ 歯磨き［自立，一部介助が必要，全介助が必要，歯がない］
- □ 義歯着脱［自立，一部介助が必要，全介助が必要，義歯を使用していない］
- □ 義歯清掃［自立，一部介助が必要，全介助が必要，義歯を使用していない］

解説

　口腔機能のアセスメントは，①現在の摂食状況の確認，②口腔機能アセスメントツールを用いた評価，③口腔清掃に対する自立度の評価に分けて行う．口腔機能アセスメントツールは，OHAT[5]（日本語版のOHAT-J[6]），Eilers の OAG[7] やその改訂版の ROAG[2,3]（p207 参照）など多数の報告がある．本項では一例として ROAG による評価を挙げた．これらのアセスメントツールはいずれも点数化されており，機能障害の程度や，異時的に繰り返して用いると経時的な変化が評価可能である．評価項目が多く煩雑な点は否めないが，各施設で使いやすいアセスメントツールを選択し，評価項目を適宜加減することも可能

である．評価の精度を高め，評価者間の差を小さくするためには，歯科専門職と一緒に口腔機能評価のトレーニングを行うのも１つの方法である．

　口腔清掃に対する自立度の評価は，医療者の口腔ケア介入に対する必要度の目安となる．口腔機能アセスメントツールによる評価と口腔清掃の自立度の評価をもとに，ケアプロトコルを設定[8]する．「食べられる口」を目標に，ケアプロトコルに応じた口腔ケア介入を実践する必要がある．

文　献
1) 藤島一郎ほか：リハ医学 **43**：S249, 2006
2) Andersson P et al：Spec Care Dentist **22**：181-186, 2002
3) 白石　愛ほか：日静脈経腸栄会誌 **31**：711-717, 2016
4) 全国国民健康保険診療施設協議会（編）：口腔アセスメント票．病院における包括的口腔ケアマニュアル（国診協版），2008
5) Chalmers JM et al：Aust Dent J **50**：191-199, 2005
6) 松尾浩一郎ほか：障歯誌 **37**：1-7, 2016
7) Eilers J et al：Oncol Nurs Forum **15**：325-330, 1988
8) 稲垣鮎美ほか：日摂食嚥下リハ会誌 **21**：145-155, 2017

② (非歯科職種による) 基本的な口腔ケア

非歯科職種による口腔ケアは，口腔を「見える化」し，共有することで，問題を可視化し評価を行うことができます．またケアのポイントを押さえることで，統一化することも可能で，誰でも行うことができます．

 実施手順

❶口腔スクリーニングの実際

☐ 口腔スクリーニングの内容，確認方法についてあらかじめ理解する．

☐ 口腔内の確認が難しい場合に備え，ライト，グローブ等を準備する．

＜口腔スクリーニングの実施＞

☐ 本人，または家族，介護者に病前の口腔清掃やケアの状況について聞き取りをする．

☐ スクリーニング項目以外に特記すべき内容があれば記載する．

❷口腔内評価の実際

☐ スクリーニングをもとに問題点を抽出する．

☐ 口腔ケアの計画を立てる．必要なケア用品があれば，購入依頼などを行う．

☐ 職種連携が必要な場合は合同で評価を行い介入計画を立案する．

❸口腔ケアの実際

☐ 必要器具の確認を行う．

☐ 施行に伴い，苦痛のない，安全な姿勢調整を行う．この際，施行側も苦痛のない態勢で行うことが望ましい．

☐ 明かりを得やすいように環境調整を行う．

☐ ケア用品などを使用しやすい場所に配置する．

☐ 実施前の口腔内確認を行う．ライト等を用い，汚染部位などを確認する．

＜口腔ケアの実施＞

☐ 残存歯，残根，歯頸部，舌，粘膜部をくまなく清掃し，機能的口腔ケアも意識して行う．

☐ 唾液や汚染物の口腔内貯留が最小限となるよう，適宜回収，吸引しながら行う．

☐ 施行後の口腔内確認を行う．ライト等を用い，未施行や汚染部位があれば，再度実施する．

☐ 声かけ（次回も気持ちよく行ってもらえるように）する．

💎 **解　説**

❶改訂口腔アセスメントガイド（ROAG）

　非歯科職種が口腔評価，管理を行っていくなかで，口腔の「見える化」を行うことは重要である．しかし口腔機能は目に見えにくく，共通言語も歯科の専門用語では聞き慣れず共有しづらいのが難点である．そこで口腔評価をよりわかりやすく，多職種で共有していくために昨今では様々な評価方法が紹介されているが，本項では改訂口腔アセスメントガイド（ROAG）を紹介する (p207 参照)．

　ROAG は口腔機能を 8 つ［声，嚥下，口唇，唾液（口腔乾燥），舌，粘膜，歯肉，歯・義歯］の項目に分け，3 段階で評価し，スコア化したものである．ROAG は歯科職種でなくとも短期間の訓練で 5 分以内に完結可能となる簡便なものであり，かつ口腔を包括的に観察できるため，医療，介護，在宅の現場で使用するのに有用である．また，スコア化により，複数床における口腔管理や介入，モニタリング，評価ツールとしても適している．多職種でトレーニングすることによりカンファレンスなどでも共通言語として用いることができ，電子カルテに導入すれば，容易に閲覧することも可能となる．

❷口腔ケア実施のポイント

　口腔ケアにおいては，施行計画を立案し実施することが望ましい．ポイントを列記する．

①誰でもできる口腔ケア方法で，医療，介護職種，家族にも引き継ぐことが可能なケアを立案，施行していくことが望ましい．

②安全な口腔ケアを立案し，誤嚥などのリスク因子がないか，うがいや清拭方法についても確認，共有する．

③ケア用品について準備をし，毛先の広がっている歯ブラシは交換，持参分で足りないものは購入を依頼する．この際，ケア用品の入手に時間を要することがないように，施設内売店に置いてもらうか，薬局，ドラッグストアなどで簡単に入手できるものであるように工夫すると，入手しやすい．

④拒否行動がある患者は，容易に開口器具を使用するのではなく，その原因を考え，対処するようにし，抑制具の使用は最小限にとどめるよう配慮する．

⑤不明な点はそのままにせず，看護師や歯科職種などに尋ねるようにし，検討を行うことが望ましい．

［くわしくは］☞『JSPEN テキストブック』p541

③ 疾患と摂食嚥下機能障害

摂食嚥下障害は誤嚥, 脱水症, 低栄養などの問題と関連しています. 摂食嚥下障害の原因となる疾患や薬剤に注意が必要であり, 多職種チームで対応することが望ましいです.

💎 解 説

❶摂食嚥下障害とは

　嚥下とは水分や食物を口に取り込み, 咽頭と食道を経て胃へ送り込む一連の運動である. この運動のいずれかのステージに異常が起こることを嚥下障害という. 食物の摂取に関連して食物の認知, 捕食, 咀嚼, 食塊形成などにも問題が生じることがあり, 食べること全体を通じて摂食嚥下障害という用語を用いることが多い.

　摂食嚥下障害では誤嚥, 脱水症, 低栄養, 食べる楽しみの喪失という問題が発生する. 経口摂取ができなくなると QOL は低下する. 低栄養はさらに嚥下機能を低下させるため適切かつ時を逸しない栄養管理が必要である.

❷疾患に関連する摂食嚥下障害

　脳卒中や認知機能障害, 神経変性疾患など摂食嚥下障害の原因となる疾患を表1に示す. 疾患別に摂食嚥下機能の特徴があり, 適切に評価して対応する必要がある. 特に, 最近注目されている疾患がサルコペニアである. サルコペニアは, 加齢のみが原因の原発性サルコペニアと, 活動, 栄養, 疾患が原因の二次性サルコペニアに分類される.

　老嚥とは健常高齢者における嚥下機能低下であり, 嚥下のフレイルといえる. 老嚥の原因の1つが嚥下関連筋のサルコペニアである. サルコペニアの摂食嚥下障害とは, 全身および嚥下に関連する筋肉の筋肉量減少と筋力低下による摂食嚥下障害である. 特に誤嚥性肺炎後に認めやすい. サルコペニアの摂食嚥下障害への対応は全身のサルコペニアと同様で, 特に早期リハビリテーションと早期経口摂取が大切である.

　治療薬により医原性に嚥下障害をきたす場合もあるため注意が必要である. 嚥下障害の原因となりうる薬剤を表2に示す.

❸摂食嚥下障害の対応

　食事は病院, 施設, 在宅など様々な環境で行う. 摂食嚥下障害には家族のみならず, 医師, 歯科医師, 看護師, 理学療法士, 言語聴覚士, 作業療法士, 管理栄養士, 薬剤師, 歯科衛生士など多職種チーム

表1 摂食嚥下障害をきたす疾患

A. 器質性 嚥下障害	1. 搬送路の異常と周辺組織の圧迫による嚥下障害 　• 炎症，腫瘍，腫瘤，外傷，異物，奇形，瘢痕狭窄など 2. 運動障害性嚥下障害 　• 脳血管障害：脳出血，脳梗塞，腫瘍，など 　• 神経筋疾患：筋萎縮性側索硬化症（ALS），パーキンソン病（PD），重症筋無力症，など 　• サルコペニア
B. 機能性 嚥下障害	1. 嚥下時痛をきたす疾患：急性咽喉頭炎，多発性口内炎など 2. 心因性：ヒステリー，拒食症など

(堀口利之：JOHNS **14**：1711-1714, 1998 を参考に作成)

表2 嚥下障害の原因となりうる薬剤

1. 意識レベルや注意力を低下させる作用：抗不安薬，催眠薬，抗うつ薬，抗精神病薬，抗てんかん薬，抗ヒスタミン薬（古典的），筋弛緩薬
2. 唾液分泌低下：抗コリン薬，三環系抗うつ薬
3. 運動機能低下，錐体外路症状：定型向精神薬，消化性潰瘍治療薬，筋弛緩薬
4. 粘膜障害：化学療法，非ステロイド性抗炎症薬，抗菌薬
5. 顎骨壊死：ビスホスホネート系薬
6. 味覚障害：降圧薬，解熱鎮痛消炎薬など

(『JSPEN テキストブック』p535 より引用)

で対応する．

［くわしくは］☞『JSPEN テキストブック』p534-535

④ 嚥下障害の主な症状への対処法

摂食嚥下障害の2大症状は咽頭残留と誤嚥であり，肺炎や低栄養，QOLの低下と関連します．本項ではこの2点から生じる症状の評価と対応を取り上げます．適切な対応をとり，肺炎や低栄養，QOLの低下を予防することが重要です．

実施手順

❶摂食嚥下機能の評価

- □ スクリーニングテスト［発声発語器官の運動機能の検査，改訂水飲みテスト，反復唾液嚥下テスト（RSST），食物テストなど］を行う（p208-209参照）.
- □ 必要に応じ嚥下内視鏡検査や嚥下造影検査を行い精査する．
- □ ADL，口腔衛生，サルコペニア，栄養状態といった関連項目を評価する．
- □ 薬剤性嚥下障害の可能性を評価する．
- □ 経口摂取に関する臨床倫理的問題の有無を確認する．
- □ 肺炎リスクと低栄養リスクを最小限にしつつ経口摂取が可能か判断する．

❷咽頭期摂食嚥下障害への対応

- □ 多職種による全人的な評価を含む摂食嚥下リハビリテーションを実施する．
- □ 嚥下姿勢の調節を行い，咽頭残留，誤嚥リスクを減少させる．
- □ 半固形物など対象者に合わせた嚥下食を提供する．
- □ 肺炎，低栄養リスクが高い場合は，経口以外の栄養ルートからの栄養投与を行う．
- □ 終末期における食事に関するQOLについては，患者，家族，医療介護チームで十分なコンセンサスを得て経口摂取するかどうか決める．
- □ 誤嚥性肺炎の予防策を講じる（嚥下反射に関連する薬物投与あるいは薬剤の中止，原疾患の治療，口腔ケア，栄養療法）.

解説

スクリーニングテストは，特別な機器が不要でベッドサイドで実施可能である．簡便である反面，むせずに誤嚥する不顕性誤嚥を見落としやすいというピットフォールがある．わずかな咳反射や湿性呼吸

音，発熱，痰の性状から誤嚥を疑う場合はスクリーニング陰性でも摂食嚥下障害を疑うほうがよい．嚥下内視鏡検査（videoendoscopic examination of swallowing：VE）や嚥下造影検査（videofluoroscopic examination of swallowing：VF）は，不顕性誤嚥を検出可能という有用性がある．また，これらの評価時に条件を変えながら「どうしたら適切に嚥下できるか」の条件を探し出す治療的な評価を行うことを推奨する．条件とは，嚥下の姿勢（体幹傾斜位，側臥位，頭頸部屈曲，頭頸部回旋位，頭頸部側屈位）や食形態（液体か半固形物か固形物か混合物か，一回嚥下量が少量かどうか）である．なお，「内服が苦手」という患者もいるので，薬剤の嚥下も評価するとよい．

　健常者でも誤嚥は生じる．誤嚥のリスクはゼロにはならないので肺炎や低栄養のリスクに応じたマネジメントが必要である．低 ADL，口腔衛生不良，サルコペニア，歩行能力低下は誤嚥性肺炎のリスク因子であり，同じ程度の摂食嚥下機能であっても実際にどのように経口摂取するかは，リスクに応じ変更する必要がある．十分な経口摂取量を確保できない場合は，対象者は低栄養やサルコペニアのリスクにさらされる．低栄養からサルコペニアの摂食嚥下障害が生じ，さらに低栄養になる悪循環に注意すべきである．また，特に抗コリン作用のある中枢神経系に作用する薬剤 (p34 参照) は嚥下反射や咳反射を減弱させる可能性があるため，可能であれば中止や変更を検討するとよい．ACE 阻害薬やシロスタゾールは，咳反射や嚥下反射を促進する作用がある．歯科医師，歯科衛生士が行う専門的な口腔ケアは肺炎リスクを減らすことができる．また，義歯調整が必要な場合があり，歯科医師，歯科衛生士が摂食嚥下リハビリテーションチームに参画していることが望ましい．

　経口摂取を行うか否かは，QOL を考慮した判断を迫られる場合がある．Advance Care Planning といった患者・家族を含む多職種チームの話し合いでリスクを十分考慮したうえで経口摂取の可否や栄養ルートを決めるケースがあり，臨床倫理的な問題を考慮する必要がある．

［くわしくは］☞『JSPEN テキストブック』p534-540

⑤ 嚥下機能の評価のポイント：問診とスクリーニング検査

摂食嚥下機能の評価により，その後の嚥下リハビリテーションや，療養環境の整備に直結する重要な情報が得られます．本項ではベッドサイドで実施する摂食嚥下障害の評価の概要と代表的な嚥下スクリーニング検査の実際について解説します．

📝 実施手順

❶ ベッドサイドで行う摂食嚥下障害の評価

□ **病歴の確認**：既往歴，服薬内容，摂取状況，栄養摂取法，生活様式，介護状況などの情報を聴取，または診療録より確認する．

□ **問診**：むせ，咳嗽，痰，食事状況（内容や所要時間など），体重の変化，嗜好や食文化，アレルギー歴を確認する．

□ **身体所見の観察**：意識レベル，呼吸状態，麻痺などの運動障害の有無，不随意運動の有無，感覚障害の有無，環境，姿勢，注意障害や失行の有無，むせ・湿性嗄声の有無，構音障害の有無，口腔衛生状態，口腔乾燥の有無，歯牙や義歯の使用状況を観察する．

→この時点で可能であれば配膳周囲の環境，覚醒状態，口腔衛生状態などの改善を図る〔安全な経口摂取のためには Japan Coma Scale（JCS）が 1 桁であることが望ましい〕．

❷ スクリーニング検査

病状に適した検査法を選択する必要があるが，ここでは代表的なスクリーニング検査として反復唾液嚥下テスト（repetitive saliva swallowing test：RSST）の実施手順を示す．

□ 被験者を背もたれのない椅子に着座させる．

□ 口腔乾燥が強い場合は少量の水などで口腔内を湿潤させる．

□ 検査者は被検者の喉頭隆起と舌骨に指腹を軽くあてる．

□ 被検者に 30 秒間の唾液嚥下を繰り返させる．

□ 検査者は嚥下運動時に起こる喉頭挙上と下降運動を触診で確認し，30 秒間の回数を数える．

□ 30 秒間に 3 回未満の場合を嚥下障害の疑いありとする．

💎 解　説

　摂食嚥下機能の評価としては嚥下造影検査（VF）や嚥下内視鏡検査（VE）が有用であるが，設備や検査実施者の体制，患者の病状による制約を受ける．日常的な評価としてベッドサイドでも可能な問診

や観察,スクリーニング検査も嚥下機能リハビリテーションや経口摂取の指標として有用である.

　検査・訓練による誤嚥や窒息の危険,アレルギー反応を生じる危険を想定したリスク管理が必要である.安全な経口摂取のためにはJapan Coma Scale(JCS)が1桁であることが望ましく,訓練を理解・継続するための認知機能の評価も重要である.診察前にカルテ記録から,全身状態,気管カニューレのタイプ,経腸栄養カテーテル径などの身体的情報のほか,患者の家族・支援者の介護力や生活背景といったリハビリテーションを想定した情報を収集しておくことも重要である.

　患者診察では歩行や座り方,姿勢,呼吸状態などの身体的な病態把握を行うが,心理的側面にも注意を払う.摂食嚥下障害に関連した症状として,飲み込みにくさや味覚異常,口腔乾燥,口腔・咽頭粘膜炎,摂取時のむせ,悪心など消化器症状の有無を聴取する.身体所見の観察では食事環境,意識レベルや呼吸状態,食事前の姿勢,注意障害や失行の有無,食物を口に運ぶ動作,咀嚼や口唇閉鎖,食後の食物残留の有無と部位,嚥下に要する時間,嚥下後のむせ・湿性嗄声の有無,嚥下後の逆流感や胸やけの有無などを観察する.口腔内は衛生状態,乾燥の有無,歯牙や義歯の使用状況を確認する.

　摂食嚥下スクリーニング検査は,障害の存在を推定するとともに,摂食嚥下機能にかかわるどの段階に問題があるか推測することができる.スクリーニング検査には質問紙法と実測法があり,これらを複数組み合わせることで評価精度を上げることが可能となる.代表的な嚥下スクリーニング検査の概要はp208を参照されたい.

[くわしくは] ☞『JSPENテキストブック』p534-536

⑥ 間接訓練と直接訓練

経口摂取は最も生理的な栄養摂取法であり，口腔・咽頭の廃用予防，口腔・腸内細菌叢への好影響[1]や周囲の介護負担感軽減[2]など多くの利点があります．経管栄養法や静脈栄養法の患者も摂食嚥下リハビリテーションである直接訓練や間接訓練により経口摂取の可能性を探ることはきわめて重要です．間接訓練は食べ物を用いない訓練で，直接訓練は食べ物を用いる訓練です．

📝 実施手順

経管栄養法・静脈栄養法患者に対する摂食嚥下リハビリテーションの実際（図1）

- ☐ 医療面接，簡易検査・嚥下機能検査を行う．
- ☐ 機能低下，障害部位を正確に判断し，医学的に妥当な摂食嚥下リハビリテーションの目標を設定する（例：誤嚥性肺炎の予防，経口摂取の再確立など）．
- ☐ 適切な間接訓練を指導する．
- ☐ 適切な量，頻度，姿勢などで直接訓練も開始する（可能であれば）．
- ☐ 定期的に訓練効果を評価し，必要に応じて目標を再設定しながら段階的に摂取量や栄養投与経路を調整する（段階的摂食訓練）．

💎 解　説

　摂食嚥下リハビリテーションの目的の1つに経口摂取の獲得があり，間接訓練，直接訓練はその中核をなす[3]．間接訓練は直接訓練が開始できない患者から機能維持を目的とした場面まで幅広く実施される．一方で，直接訓練は経管栄養法や静脈栄養法の患者に実施される場合が多く，経口摂取を再獲得するために必ず通るステップで，食べるに勝る訓練はない（図1）．間接訓練は，舌や舌骨上筋群など嚥下関連筋を対象とした筋力増強訓練，舌や頸部の可動域訓練など幅広い（表1）．直接訓練も訓練時の誤嚥リスクを最小限とするため食形態，摂取量，頻度，姿勢，代償法など考慮すべき項目は多く，複雑である．最適な直接訓練，間接訓練の組み合わせを考えるうえで，適切な機能評価と目標設定は欠かせない．訓練開始後も定期的に機能評価し，栄養投与経路や食形態の検討を随時行う．

[くわしくは] ☞『JSPEN テキストブック』p534-540

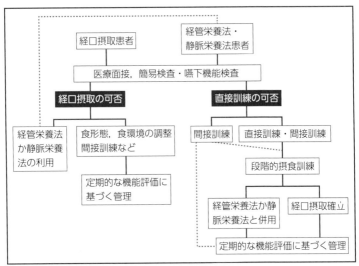

図1 基本的な摂食嚥下リハビリテーションの流れ

表1 代表的な間接訓練

	訓練部位	訓練名	訓練内容
嚥下促通法	舌根部,咽頭後壁	アイスマッサージ	凍らせたアイス綿棒で舌根部などを刺激し,嚥下惹起を促す
可動域訓練	舌	舌可動域訓練	前後,上下,左右の動きを最大可動域で実施する
	口腔周囲	口唇突出・横ひき	口唇の突出,横ひきを最大可動域で実施する
筋力増強訓練	舌	舌口蓋押し付け訓練 [4]	10秒間,舌を口蓋に最大筋力で押し付ける。5回/セットで,2セット/日
	舌骨上筋群	開口訓練 [5]	10秒間の最大開口 5回/セットで,2セット/日

文　献
1) Katagiri S et al : Front Cell Infect Microbiol **9** : 434, 2019
2) Mori H et al : Nutr Clin Pract **34** : 272-279, 2019
3) 才藤栄一ほか：摂食嚥下障害への介入 1. 摂食嚥下リハビリテーション, 第3版, 出江伸一（編）, 医歯薬出版, p183, 2016
4) Namiki C et al : Clin Interv Aging **22** : 601-608, 2019
5) Wada S et al : Arch Phys Med Rehabil **93** : 1995-1999, 2012

❼ 食品調整（嚥下調整食）

咀嚼機能や嚥下機能が低下している場合，食べ物によっては誤嚥を引き起こす可能性があります．そのような場合には，患者の機能に適した食形態の調整が必要です．

💎 解 説

最適な食形態には，一口大にする，煮込む，つぶすなどの工夫が必要な場合がある．お茶や汁物などを飲む際に，むせ込みながら飲んでいる場合は，増粘剤（とろみ調整食品）を加えることも必要である．少量で栄養価が高い高カロリーカップタイプゼリーや補助ドリンクなどの商品もある [1,2].

飲み込みやすい食品の特徴は，「滑りがよく張りつかないもの」「適度なとろみがある」「適度な粘りがある」などである．飲み込みにくい食品には，「嚙み切りにくい」「パサついている」「張りつきやすい」「サラサラしている」「ばらけやすい」などがある．

飲み込みにくい食品は，①水分を適度に含ませる，②ゼラチンなどで固める，③つなぎや油脂でまとまりをよくするなどの調理の工夫を加えることで飲み込みやすくなる．

食事分類の１つに，日本摂食嚥下リハビリテーション学会の嚥下調整食学会分類 2021（略称：学会分類 2021）がある（図１）．学会分類 2021 は，国内の病院・施設・在宅医療および福祉関係者が共通して使用できることを目的として作成され，食事（嚥下調整食）およびとろみについて段階分類が示されている．コード分類がされており，難易度が低いコード０（嚥下訓練食品）〜難易度が高いコード４（嚥下調整食）までの５段階になっている．コード０は重症な嚥下障害の患者に適している．「必要な咀嚼力」もコード別になっているため，患者の咀嚼機能に応じた食形態の調整を行うために用いる．表の理解にあたっては「嚥下調整食学会分類 2021」[3] の本文をお読みいただきたい．

[くわしくは] ☞『JSPEN テキストブック』p537–538

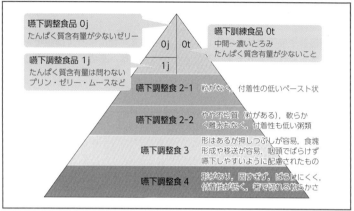

図1　嚥下調整食学会分類 2021

(日本摂食嚥下リハビリテーション学会 嚥下調整食委員会：日摂食嚥下リハ会誌 **25**：135-149, 2021 を参考に作成)

文　献

1) 日本介護食品協議会：ユニバーサルデザインフード区分表<http://www.udf.jp/>（2023 年 2 月閲覧）
2) 農林水産省：スマイルケア食（新しい介護食品）<https://www.maff.go.jp/j/shokusan/seizo/kaigo.html>（2023 年 2 月閲覧）
3) 日本摂食嚥下リハビリテーション学会嚥下調整食委員会：日摂食嚥下リハ会誌 **25**：135-149, 2021

❽ 摂取状況の観察と食事介助

摂食嚥下障害患者は，常に誤嚥や窒息のリスクを伴うため，特に食物を用いた直接訓練や食事摂取を開始するときには，適切な環境を調整する必要があります[1].

 実施手順

❶食べるために適した状態をつくる（図1）

- □ リスク管理できる環境を整える（酸素吸入器，吸引器，救急カートの設置，パルスオキシメーターなどの準備）.
- □ 排泄ケアを済ませる（おむつは清潔に保つ）.
- □ 排泄を意識させない（ポータブルトイレなどは患者の見えない位置に片付ける）.
- □ 食事に集中できるように余分な情報を遮断する（テレビやラジオを消す，カーテンで仕切るなど）.
- □ 手・顔・口を拭いて清潔にする，口腔ケアを行う.
- □ 食事を意識してもらう（テーブルやお盆の上から関係ないものを除き，食事を患者の正面に置く）.

❷食事開始前に確認すること

- □ しっかり覚醒している.

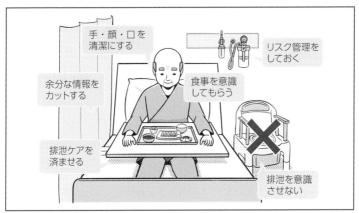

図1 食べるために適した状態をつくる
（斉藤雅史ほか：看護の現場ですぐに役立つ摂食嚥下のケアのキホン，秀和システム，p84，2018 を参考に作成）

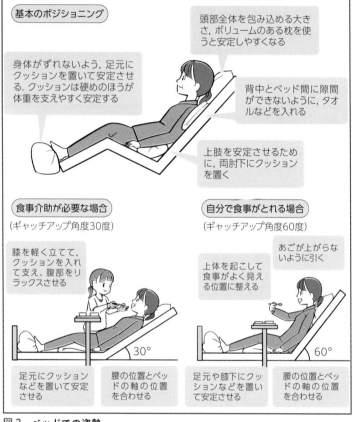

図2　ベッドでの姿勢
(斉藤雅史ほか：看護の現場ですぐに役立つ摂食嚥下のケアのキホン，秀和システム，p95-96，2018 を参考に作成)

□ 口腔内の乾燥や出血がない．
□ 義歯が正しく装着されている．
□ 患者から食事が見える位置にある．
□ 姿勢が崩れず安定している（図2, 3）．
□ 食器がつかみやすいテーブルの高さである．
□ スプーンのサイズや自助具の確認をする．

❸食事中に観察すること

□ 食物の認知ができるか．

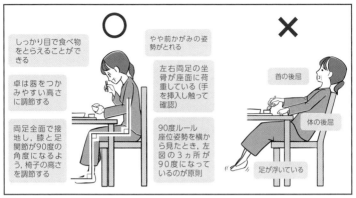

図3　椅子での姿勢

（左図：斉藤雅史ほか：看護の現場ですぐに役立つ摂食嚥下のケアのキホン，秀和システム，p93，2018 を参考に作成）

（右図：上羽瑠美：見える！わかる！摂食嚥下のすべて，第 2 版，Gakken, p264，2021 を参考に作成）

- □ 一口量が極端に多くないか．
- □ 口からのこぼれがないか．
- □ 咀嚼ができるか．
- □ 喉元をみて「ごくん」と嚥下反射が起きているか．
- □ 食事のはじめにむせないか．
- □ 食事の後半にむせないか．
- □ 食事中，食事後に咳が増えないか．
- □ 食事中，食事後に声質の変化がないか．
- □ 食事に 30〜45 分以上かかっていないか．
- □ 途中から食欲がなくなる様子はないか．
- □ 食事の途中から元気がなくなる，疲れる様子はないか．

❹食事介助

- □ 介助者と患者の目線の高さを合わせる．
- □ 患者が椅子や車椅子に座っている場合は，介助者も椅子に座る．ベッドの場合も同様の高さになるように調整する．
- □ 配膳された食事と食札を患者に見せ，よい香りがする副食の匂いを嗅いでもらう．
- □ 小さめのスプーンや底の浅いスプーンを使い，一口で飲める分量だけのせる．
- □ スプーンは口の正面からまっすぐに入れ，舌の中央に置き，しっか

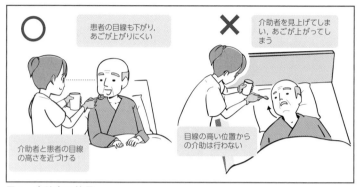

図4 介助者の位置
(斉藤雅史ほか：看護の現場ですぐに役立つ摂食嚥下のケアのキホン，秀和システム，p99，2018 を参考に作成)

りと口を閉じてもらったら，斜め上方へスプーンをゆっくり引き抜く．

- □ 口腔内に食物を入れたら，患者の前頸部を観察し，嚥下反射を確認する．
- □ 口を開けてもらい，口腔内残留を確認する．
- □ 残留がないことが確認できたら，次の一口を入れる．
- □ 食べ始めに一番起こりやすいといわれるむせを防ぐために，最初に口に入れる食品は，むせにくい食形態のものを選択する．

＜口腔内に食物が残っている場合＞

- □ スプーンで軽く食物を押し込んで，奥舌への送り込みを助け，再度嚥下を促す．
- □ 舌の上に残っている食物を小さいスプーンの先で軽く押して，奥舌の上まで移動させる．その後，スプーンを抜き嚥下してもらう．

＜嚥下した後にモグモグする場合＞

- □ 一度嚥下した後に，再度モグモグと咀嚼する口の動きがみられたときは，口腔・咽頭の残留物を嚥下しようとしている可能性がある．
- □ 次の一口を入れることを中断し，二度目の嚥下が起こるまで待つ．

❺食事の粘度調整（とろみのつけ方）

＜とろみ濃度の基準＞

- ●水分（水，お茶，ジュースなど）は，さらさらしていて咽頭にすばやく流入するため，摂食嚥下障害患者にとって一番むせやすい形態である．この対策の1つに，水分にとろみをつけるという方法があ

る．

- 液体のとろみの濃度は，日本摂食嚥下リハビリテーション学会の「学会分類2021（とろみ）早見表」[2] を参考にするとよい（p210参照）．

- 患者に適したとろみ濃度が決まったら，誰がつくっても同じ濃度に仕上がるように常に表示しておくことが重要である．

<とろみのつけ方>

- 「コップに入っている飲料を撹拌しながら，とろみ調整食品を少量ずつ入れる」方法が基本的である．とろみ調整食品を一気に入れたり，撹拌が不十分であるとダマができてしまうことがある．ダマはべたっとしており粘膜に張りつき残留しやすいので飲み込みにくくなる．「飲んだとき」と「見たとき」の性状の理解については，「嚥下調整食学会分類2021」[2] の本文をお読みいただきたい．

✦ 解 説

　患者にとって，食事は療養生活の中で大きな楽しみの1つである．介助者にとっては，毎回の食事介助は直接訓練の重要な機会で，患者の現在の摂食嚥下機能の状態を観察できる重要な場面である．食事介助が必要な患者には，特に食事前から環境を整えることが「安全」に「おいしく」食べられることにつながる．正しい食事介助方法を理解し，毎回意識的にチェックすることで，食事介助を安全に行えるようにすることが必要である[3]．

[くわしくは] ☞『JSPENテキストブック』p537-539

文　献
1) 斉藤雅史ほか：看護の現場ですぐに役立つ摂食嚥下のケアのキホン，秀和システム，2018
2) 日本摂食嚥下リハビリテーション学会嚥下調整食委員会：日摂食嚥下リハ会誌 25：135-149, 2021
3) 上羽瑠美：見える！わかる！摂食嚥下のすべて，第2版，Gakken，p264，2021

❾ 経口的栄養補助（ONS）の併用

経口的栄養補助（oral nutritional supplements：ONS）とは，通常の食事に加えて，医学的に目的のある栄養素を付加的に経口摂取する方法です．栄養剤以外に特別な準備を必要とせず，適切に行われた場合は栄養状態の改善に役立つことが示されています．

 実施手順

❶ ONS の開始とモニター

☐ 消化管が機能しており，経口摂取が安全に行える場合に適応とする．

☐ 必要栄養量と食事摂取状況から ONS の必要性を判断する．必要であれば ONS として付加が必要な栄養量を算出する．

☐ 付加が必要な栄養量を考慮したうえで ONS としての１日の摂取目標を決定，患者へ説明する．

☐ アレルギー，患者の嗜好なども考慮して栄養剤を選択する．

☐ ONS の摂取状況をモニタリングする．

☐ 嘔吐や下痢などの症状がないことを確認する．

☐ 摂取目標が達成できず，ONS を併用しても十分な栄養摂取が困難な場合は，経管栄養法や静脈栄養法の併用を考慮する．

❷ ONS の摂取方法指導のポイント

☐ 悪心，嘔吐，下痢を避けるために，一口ずつゆっくり，服用する．

☐ 摂取後の満腹感を避けるために，食事と一緒（または食事に近い時間）に摂取しないほうがよい場合もある．

☐ 開封した栄養剤は冷蔵庫で保管し，その日のうちに飲み切る．

☐ 好みに合ったフレーバーを選択する．

💎 解 説

　経口的栄養補助（ONS）とは，食事だけでは毎日の栄養ニーズを満たすことができない場合に，通常の食事に加えて医学的に目的のある栄養素を含む経腸栄養剤を付加的に経口摂取する方法である．ONS はエネルギーやたんぱく質などの栄養素を補うことが可能であり，正常な栄養の代替または補充や，低栄養の治療を目的に投与される．

　ONS は通常，栄養指導を行い，食品強化などの他の経口摂取の手段と組み合わせて投与される．食事と同じく経口的に摂取されるた

め，栄養剤以外の特別な準備を必要としないという利点がある．ONS が適切に投与されることによる栄養摂取量の増加は，栄養状態の改善，QOL の改善，筋力増加，入院期間の短縮，創傷治癒，褥瘡などの合併症の減少，死亡率の低下などの臨床的有用性が示されており，費用対効果も高いとされる[1]．

ONS には医薬品として処方される経腸栄養剤と，食品濃厚流動食が存在する．多くの栄養剤は様々なフレーバーの開発により味や質感も改善されてきているが，低用量でも十分なエネルギーが摂取できるように設計されているため，甘味が強いものが多い．一部の製剤はその組成・配合から独特の味や香りのものもあるため，患者にとって摂取しやすい製剤を選択することが摂取のコンプライアンスの維持，改善につながる．また，同じ経腸栄養剤の長期間の飲用は容易ではないため，フレーバーや栄養剤の変更などの工夫が求められる．

患者の嗜好による栄養剤の選択だけでなく，病態に応じた選択も可能である．標準的な経腸栄養剤は 1 kcal/mL の濃度に調整されているが，高濃度の製剤は投与エネルギーに対する容量を減少できるため ONS に用いやすい．また，経腸栄養剤は三大栄養素（たんぱく質，炭水化物，脂質）のバランスや質の違い，食物繊維や微量元素の付加など，製剤ごとに特徴がある．たとえばがん患者に対する ONS では，通常は標準的なエネルギー組成のものを使用するが，インスリン抵抗性を伴う体重減少を認める場合は脂質の比率が高い栄養剤の選択が推奨されている．このように，それぞれの病態に応じた理想的な配合や，必要な栄養素を含む製剤の選択が望ましい（p63 参照）．

費用の観点では，外来，在宅，施設では食品濃厚流動食はすべて患者負担，食費扱いとなるが，医薬品の場合は医療保険が適用されるため患者負担は少なくなる．費用が製剤選択の判断基準となる場合も多く，栄養療法を継続するうえでの大切な問題の 1 つであるため，医療保険制度を理解しておく必要がある．

[くわしくは] ☞『JSPEN テキストブック』p218, p226-239, p453, p464
☞『静脈経腸栄養ガイドライン（第 3 版）』p24-32

文 献
1) ESPEN LLL Module 8.2 Hospital Diet and Oral Nutritional Supplements (Sip Feeds) <https://lllnutrition.com/mod_lll/TOPIC8/m82.pdf> （2023 年 2 月閲覧）

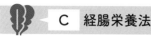

C 経腸栄養法

1 経腸栄養法の開始条件や注意点・禁忌

経腸栄養法の実施方法には，経口的に摂取する方法と経管栄養法とがあります．経管栄養法には，経鼻アクセス，消化管瘻アクセス（胃瘻・空腸瘻など）があります（p52 参照）．それぞれの栄養療法は，主に消化管機能，栄養療法の施行期間，誤嚥の危険性，全身状態や背景疾患などを考慮して選択します．個々の症例において最も生理的な栄養投与法を選択することが重要です．大原則として，腸管が機能している場合には経腸栄養法が優先されます．

 実施手順

❶栄養療法の選択基準

□ 経口摂取のみでは必要な栄養素が摂取できない場合．

□ エネルギー必要量の 60％以下しか栄養を摂取できない状態が 1 週間以上持続することが予測される場合．

□ 栄養の投与法に関しては，安全な経口摂取が可能であれば，食事や経腸栄養剤を口から摂取することが最も生理的であり基本となる．

❷経腸栄養法のアクセスの選択

□ 腸が機能している場合は，経腸栄養法を選択することを基本とする（推奨度 AⅡ）．

□ 経腸栄養法が不可能な場合や，経腸栄養法のみでは必要な栄養量を投与できない場合には，静脈栄養法の適応となる（推奨度 AⅡ）．

❸経腸栄養法を開始する条件

□ 腸管使用が可能（腸閉塞や消化管出血などの病態でないこと）．

□ 血行動態が比較的安定している（収縮期血圧＞90 mmHg，平均血圧＞60 mmHg が 1 つの目安）．

□ 血糖コントロールが良好（血糖値＜200 mg/dL）．

❹経腸栄養法の禁忌

□ 汎発性腹膜炎

□ 腸閉塞

□ 難治性嘔吐

□ 難治性下痢

□ 腸管虚血

❺経腸栄養法の注意点

□ リフィーディング症候群（電解質異常・高血糖・昏睡・うっ血性心不全）（p27 参照）という重篤な合併症が起こることがある．高度な栄養障害に陥っている患者に急に栄養投与を開始したときに生じる．

□ 高血糖は，最も高頻度に起こる基本的な合併症で，血糖値は 200 mg/dL 以下に保つ必要がある．

□ 経腸栄養剤の細菌汚染の主な原因は，容器やカテーテルの汚染，調製時の手指からの汚染である．手指衛生や容器の洗浄と消毒を行う．

□ 容器に栄養剤を移し替える場合は，8 時間以内に投与を終了させる．それ以上の時間経過は，容器の細菌数が増し，下痢が生じやすくなる．

□ 滴下不良の原因を考える（栄養剤と薬剤の混注，2 種類以上の栄養剤，もしくはジュースなどと混注した，カテーテルの細菌汚染など）．

□ 長時間投与時は，体位が保てずズレが生じると，殿部に褥瘡を発生しやすくなる．

✧ 解 説

　経腸栄養法の利点として，生理的であるほかに「腸粘膜の萎縮」を抑制し，消化管機能の維持，腸管から細菌の侵入する bacterial translocation（BT）の要因となるのを防ぐとされている[1]．経腸栄養法の施行により中心静脈栄養法施行例と比較して感染症の減少[2]，在院期間の短縮や安価であるなどの面から経済的有用性も報告されている[3]．

［くわしくは］☞『JSPEN テキストブック』p200-201
☞『静脈経腸栄養ガイドライン（第 3 版）』p13-14

文 献
1) Deitch EA : Gut **35** [1 Suppl] : s23-27, 1994
2) Moore FA et al : Ann Surg **216** : 172-183, 1992
3) Lipman TO : JPEN J Parenteral Enteral Nutr **22** : 167-182, 1998

❷ 経腸経管栄養の投与ルートの選択

経腸栄養法のうち経管栄養経路は経鼻アクセスと消化管瘻アクセスに大別されます．4週間未満の短期間に経腸栄養法を施行する場合には経鼻アクセスを，4週間以上の長期の経腸栄養法の継続が予想される場合には消化管瘻アクセスを用いることを原則とします．

実施手順

以下の項目をあらかじめ確認する．
- ☐ 留置期間が4週間以内　or　4週間以上．
- ☐ 胃の貯留能・排泄能に問題がないか．
- ☐ 胃食道逆流や誤嚥のリスクがないか．
- ☐ 処置侵襲への耐容性に問題がないか．
- ☐ 多量の腹水貯留がないか．
- ☐ 補正不能な出血傾向はないか．
- ☐ 経管栄養法に関する decision tree（図1）に従い医学的観点から適応経路を検討する．

解 説

　『静脈経腸栄養ガイドライン（第3版）』において「経口的な栄養摂取が不可能な場合，あるいは経口摂取のみでは必要な栄養量を投与できない場合には，経管栄養を選択する（推奨度AⅡ）としている．
　経管栄養法は経鼻アクセスと消化管瘻アクセスに大別される．経鼻アクセスは4週間以内の短期間の経腸栄養法に際し適応となる．経鼻カテーテルは消化管瘻アクセスより低侵襲に留置することが可能だが，鼻咽頭部の炎症や出血などの合併症をきたすことがあるため5〜12Frの細径で生体適合性の高いポリウレタンやシリコン製のカテーテルを留置する．カテーテル先端は，誤嚥のリスクがなければ胃内留置が第一選択であるが，誤嚥，胃の狭窄・閉塞や貯留能・排泄能に問題がある場合は十二指腸もしくは空腸内に置く必要がある．
　経管栄養法の投与期間が4週間以上に及ぶ，もしくは及ぶことが予想される場合は消化管瘻アクセスが望ましい．胃瘻は腹壁を介して胃内に直接カテーテルを留置する方法であり，古くは外科手術にて造設されていた．経皮内視鏡的胃瘻造設術（percutaneous endoscopic gastrostomy：PEG）はデバイスの改良に伴い手技も容易になっており，観血的処置を要するものの比較的低侵襲に実施可能であることか

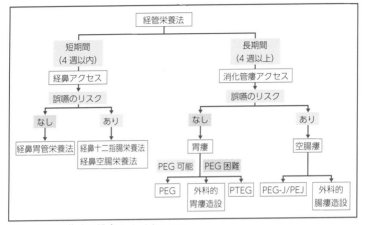

図1　経管栄養法に関する decision tree
(『JSPEN テキストブック』p204 より引用)

ら，現在では長期間の経腸栄養法の第一選択になっている．しかし大量の腹水貯留症例や出血傾向のある症例では PEG は施行不能である．

このように胃瘻造設が困難な場合や胃切除後などには外科的空腸瘻造設や経皮経食道胃管挿入術（percutaneous trans-esophageal gastro-tubing：PTEG）が選択される．空腸瘻とは空腸内にカテーテルを留置する方法で，胃食道逆流による誤嚥のリスクが高い症例や食道がん，胃がん，膵がんなどの術後早期経腸栄養法のために術中造設されることもある．外科的空腸瘻造設以外の造設法として，胃瘻を介して空腸へアクセスする PEG-J（PEG with jejunal extension）や，経皮内視鏡的空腸瘻造設術（percutaneous endoscopic jejunostomy：PEJ）がある．

PEG に関しては超高齢者や認知症終末期患者への適応など，倫理的な議論として話題になることも多い．PEG 造設の倫理を考えるためには終末期医療における強制栄養の可否についての議論が必要であり，現状では個々の症例，家族の背景をふまえた検討が必要であろう．

[くわしくは]　☞『JSPEN テキストブック』p203-205, p218-225
☞『静脈経腸栄養ガイドライン（第3版）』p50-63

文　献
・岡田晋吾：静脈経腸栄養 **23**：249-254, 2008

❸ 栄養剤の管理（感染対策の側面から）

栄養剤の細菌汚染は重篤な合併症につながることもあり，衛生的な栄養剤の調製および投与・管理を行うことが大切です．

📝 実施手順

❶栄養剤の調製
- ☐ 粉末栄養剤は新鮮な常水（水道水）または微温湯を使用して溶解する．
- ☐ 最終的な作製量を決めて調製水の量をはかりとる．
- ☐ 調製後の栄養剤はただちに使用する．
- ☐ 加温する場合は高温を避け，未開封のまま湯煎で行う．

❷栄養剤の保管
- ☐ 粉末栄養剤の開封前の貯法は室温保存，液状栄養剤は凍結を避け室温保存．
- ☐ 粉末栄養剤の開封後は室温，暗所，気密容器に保存．
- ☐ 液状栄養剤の開封後は室温，暗所で保存．

❸調製時の細菌学的配慮
- ☐ 調製は専用の場所で行う．
- ☐ 調製者は衛生的な帽子，マスクの着用と適切な手指消毒薬を用いた手洗いを行う．
- ☐ バッグ型（ready to hang：RTH）製剤は調製が不要のため細菌汚染防止に有効．
- ☐ 投与容器は使用するたびに洗浄・消毒し栄養剤のつぎ足しをしない．

❹栄養剤の投与時間
- ☐ 投与容器に移した栄養剤は8時間以内にすべて投与する．
- ☐ RTH製剤は無菌的に投与できるため24時間以内の投与が可能．
- ☐ やむを得ず冷蔵庫内に保存する場合は24時間以内に使い切る．

💎 解説

　栄養剤は細菌の格好の培地である．栄養剤が汚染されると，患者は発熱，嘔吐，下痢などの症状を呈し，敗血症に至る場合もある[1]（図1a）．栄養剤には溶解して作製する粉末状のものと，あらかじめ規定の濃度に調整された液状のものがある．粉末状の栄養剤には成分栄養剤があり，作製量の濃度になるよう調整水（常水または微温湯）をはかりとり溶解する．

　栄養剤は開封後4時間が経過すると細菌増殖が始まり8時間が経過

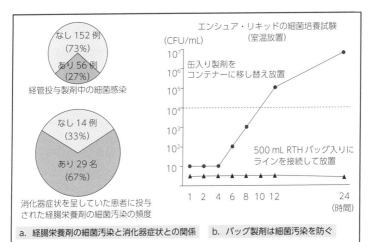

a. 経腸栄養剤の細菌汚染と消化器症状との関係　　b. バッグ製剤は細菌汚染を防ぐ

図1　栄養剤の細菌汚染
(a：Navajas MF-C et al：J Hosp Infect **21**：111-120, 1992 より引用)
(b：日本静脈経腸栄養学会（編）：コメディカルのための静脈・経腸栄養ガイドライン，南江堂，2000 より引用)

すると臨床的に問題となる微生物濃度まで急速に増加することが確認されている[1]（**図1b**）．細菌汚染の観点から，一度空けた栄養剤の投与は8時間以内に終える必要がある．たとえ24時間持続で投与する場合でも，投与容器への栄養剤の注入は，1日3回もしくは4回に分けて行う．その際の投与容器はそのつど交換し，栄養剤の継ぎ足しは行わない．一方，RTH製剤は細菌汚染を回避できるクローズドシステムとして開発され，ライン接続後24時間，菌の増殖はみられなかった．RTH製剤は栄養剤を容器に移し替える必要がなく，また投与容器自体が汚染されるリスクも少ないので，栄養剤の汚染防止にきわめて有用といえる[1]．

栄養剤の適正使用に向けて，衛生的な調製，保管方法を理解すると同時に，可能な限り栄養剤の汚染を防止する管理を実施することが重要である．　　　　[くわしくは] ☞『JSPEN テキストブック』p234, p244-246
☞『静脈経腸栄養ガイドライン（第3版）』p50-63

文　献
1) 西口幸雄：経腸栄養の合併症とその対策．静脈経腸栄養テキストブック，日本静脈経腸栄養学会（編），南江堂，p255-257, 2018

❹ 栄養投与ルートの管理

経腸栄養法において，栄養投与ルートの管理は重要です．本項では，経鼻アクセス（経鼻カテーテル）と消化管瘻アクセス（経瘻孔カテーテル）管理の項目についてチェックリストで確認します．

📝 チェックリスト

❶経鼻カテーテルの管理チェックリスト

- □ 栄養目的の場合は 5～12 Fr の細いカテーテルが使用されているか．
- □ 経口摂取と併用の場合は，嚥下の妨げとならないように 10 Fr 以下のカテーテルが使用されているか．
- □ 鼻翼や鼻中隔に潰瘍ができていないか．
- □ 固定のテープは剝がれていないか．
- □ 固定のテープは定期的に交換されているか．
- □ カテーテル挿入の長さは正しいか，抜けていないか（長さの確認，マーキングのずれはないか）．
- □ 栄養投与前に，胃内に入っていることを音，胃液の吸引などで確認したか．
- □ カテーテルと栄養の接続が緩まないようにしっかりと接続したか．
- □ 栄養投与後は，水等をカテーテルチップシリンジで注入したか．
- □ 栄養投与後，ドレナージを行う場合は，三方活栓をロックし，一定の時間が経ったら開放したか．
- □ 栄養投与後，ドレナージを行わない場合は，抜けないように経鼻胃管をまとめたか．

❷経瘻孔カテーテルの管理チェックリスト

- □ 皮膚と経瘻孔カテーテルにトラブルがないか．
- □ 経瘻孔カテーテルが閉塞していないか．
- □ 胃瘻チューブ型（図 1a, b）の場合は，外部のストッパーはきつくないか，ゆとりがあるか．
- □ 胃瘻の場合は 1 日に 1 回程度，カテーテルを回転したか．
- □ 胃瘻チューブバルーン型（図 1a），胃瘻チューブバンパー型（図 1b）は皮膚に対して直角に挿入されているか．
- □ 胃瘻チューブバルーン型の場合，水の交換は定期的に行われているか．
- □ 胃瘻ボタン型（図 1c, d）の場合は，栄養投与前にカテーテルの接続が緩んでいないか．

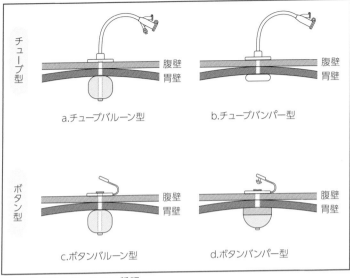

図1　経瘻孔カテーテルの種類

□ 胃瘻ボタン型の場合は，栄養投与後，ボタンを止めたか.
□ 清潔を保持するために栄養剤が残らないようにフラッシュしたか.
□ バンパー型は4〜6カ月を交換の目安とする.
□ バルーン型は1〜2カ月を交換の目安とする.

解　説

　安全に必要な栄養を投与するためには，ルート管理が重要である.
また，カテーテル内に栄養剤が残ることで細菌が発生することがない
ように，感染的側面に注意することも管理のポイントである.

❺ 経鼻経胃カテーテルの留置方法

経鼻経胃カテーテルは消化管に瘻孔を形成する手術が不要で，簡便に留置できるという利点があります．4週間以内の経腸栄養法では，カテーテルを鼻孔から挿入する経鼻アクセスが選択されます．本項ではベッドサイドで実施されることの多い経鼻経胃カテーテルの留置について示します．

📝 実施手順（経鼻経胃カテーテルの留置）

❶実施前
□ 経鼻経胃カテーテル留置の適応があることを確認する．
□ 必要物品をそろえる．
　　□カテーテル［ポリウレタンやシリコン製，細径（5～12 Fr）のやわらかいもの（ガイドワイヤー入りのキットも販売されている）］
　　□潤滑剤　　　　　　□カテーテルチップシリンジ
　　□固定用テープ　　　□聴診器
　　□手袋やゴーグルなどの個人防護具（personal protective equipment：PPE）
□ 患者本人であることを確認し，カテーテル留置の目的と処置内容を説明して同意を得る．

❷実施時
□ 鼻腔や口腔内を観察し，汚染があれば除去しておく．
□ ベッドサイドで行う場合は患者の体位をファーラー位または座位とする．
□ 手指を消毒し PPE を装着する．
□ 挿入する長さを確認する．
□ カテーテル先端に潤滑剤を塗布する．
□ 口呼吸をさせながら胃管を鼻孔より顔面に対しほぼ垂直に挿入する．
□ 頸部を軽く前屈させ唾液嚥下を促し，嚥下のタイミングに合わせてカテーテルを進める．
□ 目的の長さまで挿入したところで，ガイドワイヤーを撤去する．
□ カテーテルチップシリンジで空気を 10 mL 程度注入，心窩部の聴診で注入音を確認する．
□ カテーテルチップで胃内容物を吸引する．
□ 発声できることを確認する．
□ カテーテルを鼻孔と顔面皮膚の 2 ヵ所でテープ固定する．
□ 胸部 X 線写真撮影を行い，カテーテル先端が胃内に入っているこ

とを確認する.
□ 気管内に誤挿入の場合は速やかにカテーテルを引き抜き再挿入する.
□ カテーテル先端の深さが不適切な場合は,先端が胃内にとどまるよう調整し,再度固定する.
□ カテーテルの種類,径,挿入した長さを診療録に記録する.
□ 栄養投与を開始する.

💎 解説

　経鼻カテーテルは非侵襲的な方法で挿入することが可能だが,挿入時の合併症として鼻出血や嘔吐,誤嚥などを起こすことがある.鼻出血を防ぐために,鼻孔から顔面に向かって垂直方向にゆっくりと挿入し,Kiesselbach(キーゼルバッハ)部位の損傷を避けるようにする.カテーテルが咽頭へ達したところで嘔吐反射を誘発することがある.仰臥位で嘔吐した場合は吐しゃ物による誤嚥や窒息を避けるため,ただちに顔面を左右どちらかに向けさせ気道を確保する.

　カテーテルの先端が胃内にあることの確認は,空気注入に伴うバブル音の聴診,胃内容物の吸引やその吸引物の pH 測定,胸部 X 線撮影などによって行われる.カテーテル先端が気道内に誤挿入されている場合には致死的合併症に陥る可能性があるため,先端位置を X 線撮影により確認することが推奨されている.意識障害患者や高齢者ではしばしば嚥下反射と咳嗽反射の低下がみられ,胃管の気管内への誤挿入を起こしやすい.こういった症例に経鼻カテーテルを挿入して経腸栄養法を開始する場合には,X 線撮影で先端位置確認を行い,その後の留置期間中にはカテーテルの体外部分の目盛からカテーテル位置が移動していないことを必ず確認してから経腸栄養法を開始する,という管理方法が推奨される.

　通常,経鼻アクセスに用いるカテーテルは経腸栄養法専用の5～12 Fr の細径カテーテルが選択される.半消化態栄養剤を投与する場合は 8 Fr 以上のサイズが必要だが,嚥下訓練や経口摂取を併用する場合は嚥下の妨げにならないよう 10 Fr 以下のものが推奨される.胃や小腸などの消化管の減圧やドレナージ目的に使用されるカテーテルは材質が硬く,口径も太い.留置により副鼻腔炎や中耳炎を併発するリスクが高く,固定の方法によっては鼻翼に潰瘍を生じやすくなるため栄養投与用のカテーテルとしては使用すべきではない.

[くわしくは] ☞『JSPEN テキストブック』p241-242
☞『静脈経腸栄養ガイドライン(第3版)』p50-63

⑥ 胃瘻の管理

胃瘻は造設することが目的ではなく，その後の管理が重要です.

📝 実施手順

❶注入前

- ☐ 胃瘻周囲の皮膚状態を確認（びらん，発赤，硬結，漏れ，肉芽）：カテーテルがくるくる1回転半以上回転できることを確認する.（☞解説①：バンパー埋没症候群）

- ☐ 口腔ケアを行う．誤嚥性肺炎を予防するために口腔内を清潔にする.

- ☐ 咽頭貯留があれば吸引を施行する.

- ☐ 嘔吐や下痢，発熱や咳嗽があれば主治医に相談する.

- ☐ 胃食道逆流や嘔吐を繰り返す場合には主治医に相談し，幽門後アクセス（PEJ や PEG-J）への変更も検討する.

❷注入時

- ☐ しっかりと手指を洗う，あるいは手袋をつけて衛生的に注入手技を行う.

- ☐ 注入前の前回収を行う：胃内を減圧して嘔吐や逆流を防ぐ目的も含まれる．胃内の残渣が 100 mL 以上引けるようであれば主治医に相談する．前回収が多い場合の対策としては①注入容量を減らす，②胃蠕動賦活剤を使用する，③半固形→液体に変更する（胃食道逆流がない場合），など症例に応じて検討する.

- ☐ 栄養投与ルートが正しく接続されているか確認する.

- ☐ 注入の姿勢を整える：座位，あるいは上半身を 30〜45 度挙上し胃食道逆流を予防する.

- ☐ 簡易懸濁法による薬剤投与の準備・投与：カテーテルチップに薬をそのまま入れて，55℃の水を吸い上げて 10 分間放置する．カテーテルチップをよく振り混合してから投与する［水温約 55℃の理由：カプセルは 37℃以上の水に入れて 10 分間で溶解する．10 分後に 37℃を保てるように 55℃と設定している］.

  ［簡易懸濁で注意が必要な薬剤］
  - ラベプラゾールは腸溶錠なので×，ランソプラゾール○，ボノプラザン○
  - 酸化マグネシウム細粒は詰まりやすいので×，酸化マグネシウム錠○

□ 薬剤の粒子が詰まることがあるので，薬剤投与後に数十 mL の微温湯でフラッシュ洗浄することを勧める．

□ あらかじめ計算した必要な水分を投与：水道水でよいが，冷たすぎない温度で投与する．栄養剤より先に投与しておくことで，水分が先に腸に排出されて胃食道逆流が少なくなる．

□ 冷蔵庫で冷やしていた栄養剤は，下痢予防のために室温に戻す．

□ 栄養剤投与：注入速度が適切か確認する．下痢をしている場合には注入速度を遅くする（胃瘻造設から数日間は胃の蠕動が一時的に低下する可能性があるので注入速度に注意する）．

□ 注入中には定期的に以下の項目を観察する．
　□苦痛や腹部の張りがないか
　□嘔吐や下痢がないか
　□滴下速度の変化
　□体がずれて体勢が変わっていないか
　□バイタルサイン（血圧，脈拍，酸素飽和度）

❸注入後

□ 栄養剤注入後に数十 mL の微温湯でフラッシュ洗浄する．

□ 胃食道逆流や嘔吐の予防のため，投与後 30 分以上は上半身を挙上しておく．

❹日常の確認事項

□ 腹部膨満の有無

□ 浮腫の有無

□ 濃縮尿や皮膚 Turgor（ツルゴール）低下など脱水徴候の有無

□ 定期的な体重測定

❺トラブルへの対応

□ 事故抜去時：医師または看護師に連絡し，指示に従う．8～12 Fr 吸引カテーテルを瘻孔から数 cm 挿入しテープで留めておくことで瘻孔の自然閉鎖を予防する．挿入時に抵抗があった場合には無理はしない．

□ 汚染時：微温湯で湿らせたガーゼで拭き取る．

□ キャップを開けたときに胃内容が溢れ出る：逆流防止弁の破損を疑う．主治医に相談し，胃瘻カテーテル交換を早めることも検討する．

□ 漏れ：注入前減圧の徹底，半固形栄養剤への変更，胃瘻周囲の皮膚をワセリンで保護する．

□ 発赤：漏れによることが多い．真菌感染を疑う場合には皮膚科に相

談する.

- □ 肉芽：ステロイド軟膏塗布や押し込み固定で改善しない場合には硝酸銀で焼灼する（☞解説③）．カテーテルを上下に 1.0 cm 以上動かせるあそびがあることを確認し，あそびが小さい場合には胃瘻カテーテル交換を早めることも検討する.
- □ 硬結：膿貯留を疑う場合は切開排膿を行う.

✧ 解 説

❶バンパー埋没症候群

胃瘻カテーテルの内部バンパーが胃粘膜に強くあたり続けることで圧迫壊死をきたす．胃壁にバンパーが深く埋没して再生粘膜に覆われると，カテーテルを回転できない，栄養剤を注入できない，瘻孔周囲膿瘍形成などのトラブルを生じる.

❷ボールバルブ症候群

胃内バルーンが幽門を閉塞してしまう．栄養剤の注入はできるが，瘻孔からの漏出や多量の嘔吐をきたす.

❸硝酸銀焼灼

滲出液や出血を伴う不良肉芽に対して，瘻孔周囲にワセリンを塗布し，20%硝酸銀に浸した綿棒を肉芽に押しつけて焼灼する.

❹その他

胃瘻があるからといって食べることを諦める必要はない．状態をみながら摂食嚥下のリハビリテーションを行ったり，嚥下内視鏡検査での評価を行う．身体拘束を行う場合には，導入時や継続時にカンファレンスを行う.

[くわしくは] ☞『JSPEN テキストブック』p218-280, p616-622

❼ 病態別経腸栄養剤

特定の疾患や病態に対してたんぱく質，炭水化物，脂質のバランスや質などが調整された経腸栄養剤を病態別経腸栄養剤といいます．日本では，①肝不全用，②腎不全用，③糖尿病用，④呼吸不全用，⑤免疫調整栄養剤，⑥がん患者用の6種類があります．

💎 解 説

❶肝不全用栄養剤

肝硬変や肝不全患者では血中の分岐鎖アミノ酸（branched chain amino acid：BCAA）が低下し，芳香族アミノ酸（aromatic amino acid：AAA）が上昇する．そこで，このアミノ酸バランスの乱れを調整するために，肝不全用栄養剤はBCAAの含有量が多く，Fischer比（BCAA/AAA比）が高いことが特徴である．

❷腎不全用栄養剤

腎不全用栄養剤では，水分，カリウムやリンなどの電解質は共通して制限されているが，たんぱく質含有量の異なる栄養剤が市販されている．腎不全患者は，急性期/慢性期や血液透析中かなど，個々の病態に応じた栄養管理を要するため，栄養剤の選択は重要である．

❸糖尿病用栄養剤

糖尿病患者では，血糖値の大幅な変動を抑制し，可能な限り正常範囲内を維持することを目標とする．そこで，脂質の割合を多くして糖質の割合を少なくした栄養剤，もしくは緩徐に吸収される糖質を用いて血糖上昇を抑制する栄養剤が選択される．

❹呼吸不全用栄養剤

慢性閉塞性肺疾患（COPD）では，肺のガス交換が低下しCO_2が蓄積する．脂質の呼吸商は0.7と低いため，この栄養剤は脂質のエネルギー比を高く設定してある．重症の換気不全から高CO_2血症を認める場合に推奨される．

❺免疫調整栄養剤（immunonutrition）

免疫増強作用のある栄養素とされる，n-3系不飽和脂肪酸，グルタミンやアルギニンを強化した栄養剤がこれにあたる．術後感染症を抑制するという報告もあるが，すべての術式に該当するわけではない．また，重症敗血症などの感染を合併した場合は，アルギニンを強化した栄養剤は使用すべきではない．

❻がん患者用栄養剤

　進行がん患者での体重減少や栄養障害の一因に炎症性サイトカインやホルモンによる代謝異常がある．そこで，エイコサペンタエン酸（eicosapentaenoic acid：EPA）の抗炎症作用を利用して，EPAを強化した経腸栄養剤が使用される．

[くわしくは] ☞『JSPEN テキストブック』p235-239

⑧ 経腸栄養法の合併症

経腸栄養法の合併症は，機械的合併症，消化器関連合併症，代謝関連合併症に大別されます（表1）．合併症の多くは，その発生原因を理解しておけば回避することができます．

💠 解 説

❶機械的合併症

　カテーテル挿入や留置に伴う合併症である．カテーテルの先端位置の確認は最も重要であり，栄養剤の気管内注入を防ぐべきである．また挿入部や固定の状態の確認なども重要である．

❷消化器関連合併症

　経腸栄養法では消化管を用いるため，逆流や腹部膨満，下痢などの消化器症状は少なくない．栄養剤の内容や投与速度，量の調整などを行う．誤嚥性肺炎は致死的な状態につながりうる重篤な合併症であり，胃内容物の逆流や口腔内汚染物質の誤嚥が原因である．また下痢は頻繁に目にする合併症だが，経腸栄養法以外の原因である感染性腸炎などの疾患を除外する必要がある．

❸代謝関連合併症

　栄養剤ごとに3大栄養素の組成，ビタミンや電解質の種類や量，カロリー密度などが異なるため，その特徴を理解しておく必要がある．もともと栄養障害のある患者では，特にリフィーディング症候群（p27参照）に注意する．モニタリングを行いながら，エネルギー投与量をゆっくりと増量していく．

[くわしくは] ☞『JSPEN テキストブック』p260-269

表1　経腸栄養法の主な合併症

1. 機械的合併症	①カテーテルによる刺激，皮膚のびらん，炎症，感染 ②カテーテルの閉塞，破損 ③気管誤挿入，不顕性誤嚥
2. 消化器関連合併症	①逆流・誤嚥 ②腹痛，悪心・嘔吐，腹部膨満感 ③下痢，便秘
3. 代謝関連合併症	①脱水，電解質異常，酸・塩基平衡の異常，ビタミン・微量元素欠乏 ②リフィーディング症候群 ③高血糖，低血糖，高血糖高浸透圧症候群

D 静脈栄養法

① 静脈栄養法の適応

腸が機能している状況であれば経腸栄養法を選択することが基本となりますが，経口摂取・経腸栄養法が不可能な場合や経腸栄養法では十分に必要な栄養素を補えない場合には静脈栄養法の適応となります[1,2].

解説

　末梢静脈栄養法の適応としては，①経口摂取や経腸栄養法は可能であるが，必要量が充足できない場合，②術前の栄養状態が比較的良好で，早期に経口摂取が再開できると予想される場合，③腸閉塞や胃腸炎で一時的に経口摂取を中止するが，短期間で再開されると予想される場合などがある.

　腸が使える状態であれば，経口摂取・経腸栄養法とともに補完的中心静脈栄養法（supplemental parenteral nutrition：SPN）を開始することも可能である．また，**表1**に示す静脈栄養法における用語も合わせて確認しておきたい.

　静脈栄養法の適応例として，経静脈的に水分補充・栄養補充により治療が望まれる病態がある，多臓器不全，重症感染症，腸閉塞，大きな手術後などが挙げられる．縫合不全などの腸管の安静を必要とする場合も静脈栄養法の適応となる.

　絶対的な中心静脈栄養法の適応として腸管機能が不足した短腸症候群，重症急性膵炎，大手術の周術期，消化管瘻や炎症性腸疾患，骨髄移植や化学療法患者などがある[1]．静脈栄養法では腸を休息させて短期間に目的とする栄養量や水・電解質の補給が可能である．適応を理解して臨床で正しく用いることが肝要である.

[くわしくは] ☞『JSPEN テキストブック』p295
☞『静脈経腸栄養ガイドライン（第3版）』p13-23

文　献
1) 東口高志（編）：NST 完全ガイド—経腸栄養・静脈栄養の基礎と実践，照林社，p30，2009
2) ASPEN Board of Directors and The Clinical Guidelines Task Force. JPEN **26**：1SA-138SA, 2002

表1　静脈栄養法における用語

栄養輸液 (parenteral nutrition solution)	アミノ酸，糖，脂肪，微量栄養素を含む輸液．ただし，脂肪注1，微量栄養素注2を含まない輸液もこれに含める．
静脈栄養法 (parenteral nutrition：PN)	アミノ酸を含む輸液注3を末梢静脈または中心静脈経路で投与すること注4．
高カロリー輸液 (total nutrient admixture：TNA)	糖濃度12％以上で，アミノ酸，脂肪ビタミン，微量元素を含む輸液．脂肪が含まれない場合もある．
高カロリー輸液療法 (total parenteral nutrition：TPN)	中心静脈経路で高カロリー輸液を投与すること．原則として脂肪乳剤を併用する輸液法．
高カロリー輸液基本液 (basic nutrient admixture：BNA)	糖濃度15％以上で，アミノ酸液を加えて用いる輸液．
中心静脈栄養法 (total parenteral nutrition：TPN)	中心静脈を経由して行う静脈栄養法．目標とする総エネルギー量の60％以上を栄養輸液として中心静脈から投与している場合．総エネルギー中，食事や経腸栄養法が占める割合が40％未満の場合．
補完的中心静脈栄養法 (supplemental parenteral nutrition：SPN)	原則として，投与エネルギー量の60％未満を中心静脈栄養で補っている場合注5．食事や経腸栄養法を併用している場合．食事や経腸栄養法が総エネルギー量中に占める割合が40％以上の場合．
末梢静脈栄養法 (peripheral parenteral nutrition：PPN)	末梢静脈を経由して行う静脈栄養法注6．

注1：静脈栄養法において，一定期間，脂肪乳剤を投与しないことは許容できる．
注2：末梢静脈輸液に総合ビタミン剤，微量元素製剤を投与することは認められていない．
注3：肝不全などに対してアミノ酸輸液のみを投与する場合は栄養輸液や静脈栄養法とは呼ばない．病態の治療目的であるため．
注4：脂肪乳剤のみを投与する場合は栄養輸液や静脈栄養法とは呼ばない．
注5：この用語自体，日常臨床で積極的に使う必要はないと考えている．通常は，中心静脈を介する静脈栄養法はTPNという用語を用いればよい．学会発表や論文などで，TPNとして投与されている栄養量を規定する必要がある場合に用いる，と考えておくべき用語である．
注6：末梢高カロリー輸液，中カロリー輸液という用語は表現が曖昧になるので，今後は用いない．
(『静脈経腸栄養ガイドライン（第3版）』p21より引用)

❷ 静脈栄養法の投与ルートの選択

静脈栄養法は，末梢静脈栄養法（peripheral parenteral nutrition：PPN）と中心静脈栄養法（total parenteral nutrition：TPN）に分けられます．投与ルートの選択においては米国静脈経腸栄養学会（ASPEN）ガイドラインで，2週間以上の場合はTPN，2週間未満であればPPNが推奨されています[1]．

実施手順

☐ 静脈栄養法の施行期間が短期間の場合にはPPNが適応となる．

☐ PPNを選択する場合は，末梢静脈の耐容性を考慮する．

☐ 静脈栄養法の施行期間が長期になる場合や，経静脈的に高カロリー（高浸透圧）の輸液を投与する必要がある場合はTPNの適応となる．

解説

❶投与ルート（図1）

静脈栄養法の投与ルート選択は主に投与期間と投与カロリーに基づく．投与期間が短期間（2週間を目安）の場合であれば末梢静脈栄養法（PPN）が選択されるが，PPNは低浸透圧輸液であり中等度熱量の投与が限界であることから短期の栄養維持に用いられる．その際，末梢静脈の耐容性を考慮する．2週間以上の長期となる場合や高カロ

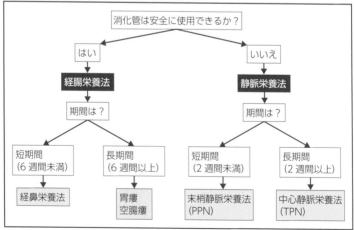

図1　栄養投与経路のアルゴリズム

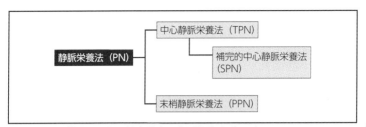

図2　静脈栄養法の種類と補完的中心静脈栄養法（SPN）

経口摂取や経腸栄養法を併用することによって，中心静脈栄養法の投与エネルギー量が総投与エネルギー量の60％未満になっている場合を，特別に補完的中心静脈栄養（supplemental parenteral nutrition：SPN）と呼ぶ．

（『静脈経腸栄養ガイドライン（第3版）』p14を参考に作成）

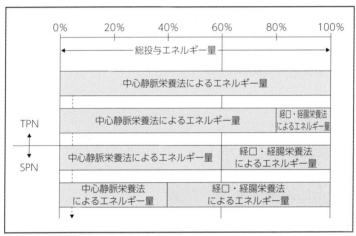

図3　中心静脈栄養法（TPN）と補完的中心静脈栄養法（SPN）の関係

TPN：total parenteral nutrition 中心静脈栄養法

SPN：supplemental parenteral nutrition 補完的中心静脈栄養法

（『静脈経腸栄養ガイドライン（第3版）』p20より引用）

リー輸液を投与する必要がある場合は中心静脈栄養法（TPN）の適応となる[1,2]．静脈栄養法と経口摂取もしくは経腸栄養法との併用も多く，経腸栄養法の補助として補完的中心静脈栄養法（SPN）（図2，図3）も存在する．PPNを組み合わせて工夫することで，1,000～1,200 kcalのエネルギーの投与が可能となるが，それ以上の静脈栄養輸液を投与すると，血管炎を起こす可能性があるため，推奨されない．上記のエネルギーを超える栄養輸液を投与する場合は中心静脈ルートを選択する必要がある．

❷脂肪乳剤

　PPNでもTPNでも脂肪乳剤の併用を検討しなければならない．しかし，脂肪乳剤の投与に際しては注意点がある（p81参照）．また，脂肪乳剤は末梢静脈ルートから単独で投与することが望ましいとされている．ただ臨床においてTPNラインに脂肪乳剤を側管から投与しなければならないケースもある．これに関しては脂肪乳剤を側管から投与しても脂肪乳剤の粒子径に変化がないことが報告されており，TPNの側管からの投与は可能である[2]．その際には感染対策をしっかりと実施していく．上述のとおり静脈ルートの選択は患者の状態や静脈栄養法の投与期間や投与カロリー等を総合的に考慮して選択する．

[くわしくは] ☞『静脈経腸栄養ガイドライン（第3版）』p13-23, p39-46

文　献
1) ASPEN Board of Directors and The Clinical Guidelines Task Force. JPEN **26** : 1SA-138SA, 2002
2) 井上義善ほか：静脈経腸栄養 **29** : 863-870, 2014

❸ 中心静脈カテーテル（CVC）留置方法

中心静脈カテーテル（central venous catheter：CVC）留置はエコーガイド下で穿刺部位を確認しながら行うことで安全に実施可能となります．エコーガイド下で穿刺を行う際には短軸像と長軸像で確認しながら行います．留置後は必ず逆血の確認とX線撮影を行います．

📝 実施手順（CVC挿入の実際）

- [ ] 留置部位を決めた後にまずエコーで静脈と動脈の位置関係を確認する．
- [ ] 穿刺部位を消毒し，高度バリアプレコーション下に局所麻酔下で穿刺する．
- [ ] エコーガイド下ではまず静脈の短軸像を描出する．
- [ ] エコーを前後方向に振り（スウィング走査），穿刺針の先端を追いながら針を進める．
- [ ] 短軸像で穿刺針が静脈の中心をとらえていることを確認する．
- [ ] エコーを90度回転させて長軸像を描出し，穿刺針の先端が静脈の中心をとらえていることを確認する．
- [ ] エコーを置いて逆血を確認し，穿刺針を固定しながらガイドワイヤーを挿入する．
- [ ] 再びエコーを用いてガイドワイヤーが短軸像と長軸像で血管内に留置されていることを確認する．
- [ ] 透視下でガイドワイヤーを進める．
- [ ] 皮膚の刺入部にダイレーターを挿入する．
- [ ] CVCを挿入し，先端位置を透視下に確認する．
- [ ] CVCから逆血が引けることを確認する．
- [ ] CVCを皮膚に固定する．
- [ ] X線で気胸，皮下気腫，血胸，カテーテル先端位置異常がないことを確認する．

💎 解説

内頸静脈の穿刺では，鎖骨に近いほど静脈と動脈の位置関係が縦並びとなり（図1a），末梢にいくほど血管の位置関係が横並びになることが多い（図1b）．穿刺を行う際には，エコー短軸像で静脈が横並びになった位置を確認し，静脈の中心を狙って穿刺すると動脈損傷の危険性が減る．また穿刺時やガイドワイヤー挿入時には短軸像だけでな

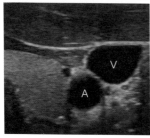
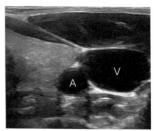

a. 鎖骨近くでは血管は縦並びになる　　b. 末梢に進むと血管は横並びになる

A：動脈，V：静脈　　　　　　　　　A：動脈，V：静脈

図1　内頸静脈の短軸像

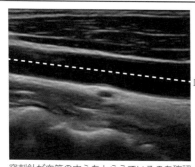

血管の中心

穿刺針が血管の中心をとらえているのを確認
してからガイドワイヤーを挿入する

図2　内頸静脈の長軸像

く長軸像（**図2**）も確認することで皮下へ迷入する危険性が減る．静脈かどうかを確認する際には，エコープローブで血管を押して変形を確認，拍動がないことを確認，呼吸変動の確認などの方法がある．脱水で静脈が虚脱している際には頭低位で行うことで静脈が認識しやすくなる．

穿刺部位は内頸静脈，鎖骨下静脈，大腿静脈などの選択肢があるが（**図3**），エコーガイド下で最も穿刺しやすいのは内頸静脈である．長期留置となる際には鎖骨下静脈が選択されることが多いが，穿刺時の気胸には十分に気をつける必要がある．鎖骨下静脈穿刺時には，エ

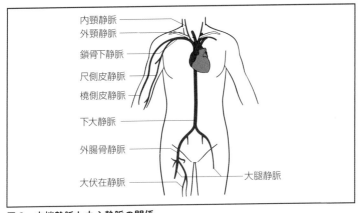

内頸静脈
外頸静脈
鎖骨下静脈
尺側皮静脈
橈側皮静脈
下大静脈
外腸骨静脈
大伏在静脈
大腿静脈

I
D
静脈栄養法

図3 末梢静脈と中心静脈の関係

コーガイド下に腋窩静脈付近で穿刺することで安全に穿刺可能となる
が，皮膚から血管までの穿刺距離が長くなるため熟練を要する．

　カテーテル留置が終了した後は必ずX線を用いて気胸，皮下気腫，
血胸，カテーテル先端位置異常がないことを確認する．気胸は最も気
をつけるべき合併症の1つだが，軽度の気胸はX線で判別がつかな
い場合もあるため，穿刺が困難で時間を要した場合には翌日にもX
線を撮るなどして合併症の早期発見に努める必要がある．

［くわしくは］☞『JSPEN テキストブック』p284-285
☞『静脈経腸栄養ガイドライン（第3版）』p120-122

❹ 末梢挿入式中心静脈カテーテル（PICC）留置方法

末梢挿入式中心静脈カテーテル（peripherally inserted central catheter：PICC）留置は気胸や血胸の合併症が生じにくい利点がありますが，ガイドワイヤーの迷入やカテーテル挿入時の位置異常を避けるために透視下で実施します．駆血のみで静脈穿刺が困難と予想される場合にはエコーガイド下穿刺が推奨されます．エコーガイド下で穿刺を行う際には短軸像と長軸像で確認しながら行います．留置後は必ず逆血の確認とX線撮影を行います．

実施手順（PICC挿入の実際）

□ 上腕を外転させて体位を固定し，駆血後に静脈の穿刺位置を決定する．

□ 静脈が駆血のみで容易に穿刺できない場合にはエコーガイド下で穿刺を行う．

□ 穿刺部位を消毒し，高度バリアプレコーション下に準備する．

□ 物品の準備が終わったら介助者が消毒外の位置で駆血する．

□ 静脈を穿刺して逆血を確認する（エコーガイド下では短軸像で静脈の中心を狙って穿刺し，逆血を確認する）．

□ 駆血を解除し，ガイドワイヤーを透視下に挿入する（エコーガイド下ではガイドワイヤーが血管内に留置されていることを確認してから透視下に進める）．

□ 皮膚の刺入部を局所麻酔し，ダイレーターで刺入部を広げた後にイントロデューサーを挿入する．

□ ガイドワイヤーを抜去する．

□ PICCを挿入し，先端位置を透視下に確認する．

□ PICCから逆血が引けることを確認する．

□ カテーテル内のスタイレットを抜去する．

□ X線でカテーテル先端位置に異常がないことを確認する．

□ PICCを皮膚に固定する．

解説

　末梢挿入式中心静脈カテーテル（PICC）挿入の際の穿刺位置は尺側皮静脈や上腕静脈を選択することが多いが（**図1**），駆血時の静脈の走行や太さをみて穿刺の難易度で決定する．穿刺回数が増すごとに周囲へ血腫が生じることで穿刺が困難となるため，初回穿刺時に外見

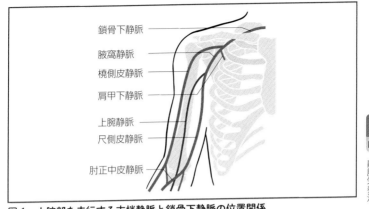

図1 上腕部を走行する末梢静脈と鎖骨下静脈の位置関係

鎖骨下静脈
腋窩静脈
橈側皮静脈
肩甲下静脈
上腕静脈
尺側皮静脈
肘正中皮静脈

I
D
静脈栄養法

上で静脈が認識しにくい場合には迷わずエコーガイド下を選択する. 穿刺前に局所麻酔を行う場合もあるが, 膨潤麻酔を行うことで静脈の位置がわかりづらくなることがあるため, ダイレーター挿入前に局所麻酔を行う場合もある. PICC挿入時はガイドワイヤーやカテーテルの誤挿入, 位置異常が生じる可能性があるため, 透視下で行うことが推奨される.

 上腕静脈を穿刺する際には上腕動脈と正中神経の誤穿刺に注意する. 血管の閉塞などの理由でガイドワイヤーが進んでいかない場合には逆側の上腕からの挿入を考慮する. 中心静脈カテーテル（CVC）挿入と比較して気胸や血胸は生じにくいが, 血栓性静脈炎の発生に注意する. またカテーテル挿入時に皮下へ迷入することを避けるために, ガイドワイヤー挿入後にはエコーで血管内に留置されていることを確認する必要がある. 内頸静脈へカテーテルが誤挿入されることもあるため, カテーテル挿入時には患者の顔を穿刺側に向けるなどの配慮を行い, 透視下でカテーテルの先端を追いながら挿入する必要がある.

[くわしくは] ☞『JSPEN テキストブック』p286-287

❺ 中心静脈栄養法（TPN）ラインの安全管理と有害事象のモニター

TPN ラインの安全管理と有害事象のモニターは合併症のリスクを減らすうえでもきわめて重要です．院内全体で無菌的管理を徹底して感染を起こさないように努めることがその第一歩となります．

📝 実施手順

☐ 一体型輸液ラインを用いる．

☐ 三方活栓は，手術室や ICU 以外では一体型輸液ラインに組み込まない．

☐ 三方活栓から側注する場合の活栓口の消毒には，消毒用アルコールを使用する．

☐ インラインフィルターを使用する．

☐ 一体型輸液ラインおよびドレッシング材は，週に 1〜2 度，曜日を決めて定期的に交換する．

☐ 脂肪乳剤はフィルターよりも患者側の側管から投与し，使用したルートは，24 時間以内に交換する．

☐ 医療スタッフに対し，カテーテル関連血流感染症（CRBSI）防止に関する標準化された教育・研修を実施し，専門チームとの連携を行う．

☐ 中心静脈カテーテル（CVC）挿入部の発赤，圧痛，汚染，ドレッシング材の剥がれなどを毎日観察する．

☐ カテーテル先端位置のずれがないように，X 線や刺入部の目盛りを定期的に確認する．

💎 解 説

　輸液ラインは接続部のない一体型を用いる（図 1）．接続部が多いとそれだけ感染の危険性が高まるためである．閉鎖式コネクター，インラインフィルターが組み込まれた一体型輸液ラインを使用することが大切である．また，臨床ではすべての中心静脈栄養法（TPN）に対して無菌調製が行われていないこともあり，インラインフィルターの使用が推奨される（図 2）[1]．インラインフィルターを用いる主な目的は輸液に混入する微生物除去，微粒子除去，空気の除去である．カテーテル・一体型輸液ラインとの接続部にはクローズドシステムを用いる．接続部からの微生物の侵入を防ぐことがカテーテル関連血流感染症（catheter-related bloodstream infection：CRBSI）の予防につ

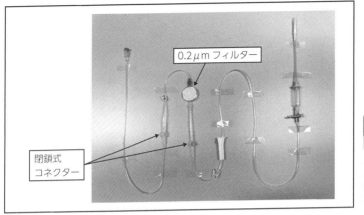

図1　一体型輸液ライン

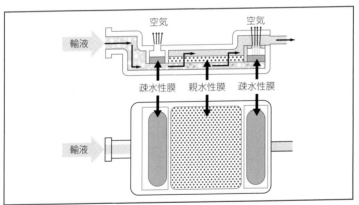

図2　インラインフィルターの構造

輸液を濾過する親水性膜と輸液中に混入した空気のみを除去する疎水性膜から成っている．親水性膜は，いったん輸液で充填されて濡れると，臨床上使用する圧力以下では空気を通さない．また，輸液ボトルが空になったり輸液中に気泡が発生してフィルター内に空気が入ってきても，エアーベント（疎水性膜）から除去される．
（石井一成：静脈経腸栄養 **24**：1159-1162, 2009 を参考に作成）

ながる．一体型輸液ラインは週に1〜2度，ドレッシング材交換の際に交換する．ドレッシング材交換の際にはカテーテル挿入部に発赤がないか，ドレッシング材に滲出液がないか，かぶれや水疱がないかを十分に確認する．一体型輸液ラインとカテーテル接続部の消毒には消毒用アルコールを用いる．また，脂肪乳剤，血液製剤，血液に使用し

たルートは 24 時間以内に交換する必要がある．これらはベッドサイドチームが行わなければならず，NST 薬剤師や看護師が必要に応じて情報共有をし，院内全体で連携して取り組むとよい．

　TPN の終了時には漸減して糖濃度を徐々に下げていく方法が安全であり，推奨される．TPN 投与中はインスリン分泌が亢進している状態であり，急な中止は低血糖を招くリスクがある．TPN 終了時には経口摂取や経腸栄養法の投与状況も合わせてモニターしていく．徐々に TPN を減らすことで低血糖のリスクは低減される．

　　　　　　［くわしくは］☞『静脈経腸栄養ガイドライン（第3版）』p64-110

文　献
　1）石井一成：静脈経腸栄養 **24**：1159-1162, 2009

❻ 静脈栄養法の投与薬剤の調製法

輸液調製する場合は，調製する輸液のみならず，1日の総投与量など全体を把握してから調製します．また，輸液などの注射薬は，直接血管内に投与されるため，無菌であり異物混入がないなどの条件を満たす必要があります．

 実施手順

❶調製前確認

- □ 注射薬処方箋により，投与薬剤や調製の有無，投与方法などの指示を確認する．
- □ 投与経路（末梢静脈，中心静脈），カテーテルの種類（ダブルルーメンなど）を確認する*1.
- □ 1日の水分量やエネルギー量，各栄養素（糖質，脂質，たんぱく質，ビタミン B₁，微量元素）などの投与量，投与方法について確認する*3.
- □ 脂肪乳剤は別ルートを確保する．側管注の場合は投与前後を生理食塩水でフラッシュし，単独で投与する*2.

❷調製時の注意点

- □ 無菌調製できる環境を整備する．
- □ 調製者はグローブ，マスク，帽子，ガウンなど清潔なものを着用する（スタンダードプリコーション）．
- □ 調製手順（配合変化の回避や無菌調製の実施など）を計画する．
- □ 輸液のゴム栓部分やアンプル首の部分などの十分な消毒をする．
- □ ゴム栓からのコアリングが起きないよう垂直に針刺しする．
- □ 調製する内容はダブルチェックする．
- □ 遮光カバーをつける（ビタミンの失活予防）．
- □ ダブル / トリプル / クアドラブル製剤のすべての隔壁開通を確認する*2.

 解　説

❶調製前確認

　注射薬処方箋によって輸液や調製する注射薬などの投与薬剤の性状，投与ルートや投与時間，投与方法などを確認する．栄養輸液以外にも抗菌薬などの治療輸液を含めて1日の全体の投与量を把握することが重要である．具体的な確認内容は，水分量，エネルギー量，各栄

I
D
静脈栄養法

養素（糖質，脂質，たんぱく質，電解質，ビタミン B$_1$，微量元素）などがある．輸液投与ルートが末梢静脈の場合，静脈炎のリスクを避けるため浸透圧は血液と等張であることが望ましいが，血管の状態が良好であれば血液との浸透圧比 3 までは投与可能である[*2]．また pH については，血液の正常値の 7.4 程度が望ましい．K$^+$ などの投与方法に規定がある成分が含まれる場合は，輸液中の濃度や 1 日投与量，投与時間について確認する．側管から投与されることが多い抗菌薬などの薬剤は，配合変化や薬効の失活などについて確認する．脂肪乳剤はミセル化されて安定しているので，スリーインワン製剤（ミキシッド®）以外の混合調製は行わない．

❷調製時の注意点

注射薬は直接体内に投与されるため無菌で異物混入がないように調製することが重要である．調製者はスタンダードプリコーションで，無菌室やクリーンベンチなどの空気が清浄された場所で調製することが望ましい．しかし器材の使用が難しい場合は，調製する卓上に必要物品以外の物は置かず，人の往来も制限するなどしてほこりなどの浮遊物が少ない清潔区域を設定する．輸液のゴム栓部分やアンプル首の部分などの消毒は，酒精綿などで十分に行い，その後消毒部分の乾燥を確認してから針刺しやアンプルカットを行う．清潔なシリンジ操作は，注射針に触れないことは言うまでもないが，内筒（プランジャー）の触れることができる箇所は，外筒に収まらない部分のみであることを理解して実践する．輸液ボトルやバイアルゴム栓への針刺しは，コアリング（ゴム破片）が起きないよう垂直にゆっくりと刺し，途中で回転させず，2 回目以降の針刺しは同じ場所を避ける．調製された輸液には，使用患者氏名や調製された内容のラベルをする．ダブルバッグなどのワンバッグ製剤は，そのまま使用する場合は無菌が担保されていることが大きな特徴である．隔壁によりメイラード反応や電解質の凝集が生じないように製品ごとに製剤が安定した状態に保てるように輸液バッグが工夫されている．使用する場合は，すべての隔壁を確実に開通させ，十分に混和していることを確認して投与する．

［くわしくは］☞『静脈経腸栄養ガイドライン（第 3 版）』p16（*1），p123（*2），p140-146（*3）

❼ 脂肪乳剤の投与方法

脂肪乳剤は完全静脈栄養法が実施される患者への必須脂肪酸投与を可能とし，かつ効率的なエネルギー投与のうえでも静脈栄養法において有用な製剤ですが，その性質から，使用にあたっては注意が必要です．

📝 実施手順（脂肪乳剤の投与手順）

❶投与ルートの準備・管理

□ 脂肪乳剤の投与ルートにフィルターを組み込まない，もしくはフィルターより患者側のコネクターで脂肪乳剤の回路を接続する．

□ ほかの薬剤や静脈栄養輸液と混合して投与しない（ただし高カロリー輸液の投与回路の側管からの投与は可能）．

□ 投与後は十分な生理食塩水でフラッシュする．

□ 脂肪乳剤投与に用いる輸液ラインは 24 時間ごとに交換する．

❷投与速度の確認

□ 脂肪乳剤は 0.1 g/kg(体重)/ 時以下の速度で投与する．

　例）体重 60 kg の患者に 20%脂肪製剤 100 mL を投与する場合：30 mL/ 時以下で緩徐に投与する

💎 解　説

　脂肪乳剤は，静脈栄養中の必須脂肪酸の投与を可能にする．脂肪乳剤はエネルギー密度が 1 g あたり 9 kcal と高いうえに，浸透圧比が 1 と比較的低く，静脈栄養法において投与エネルギーを増加しながら浸透圧を下げることができるため，末梢静脈輸液投与の際の静脈炎の予防に有用である．

　脂肪乳剤投与にあたっては以下の事項に注意する．

❶脂肪乳剤の投与ルートにはフィルターを組み込まない

　脂肪乳剤は水に溶解しない中性脂肪をリン脂質で乳化し，脂肪乳剤粒子にすることで静脈内投与できるようにしたものであり，外観は乳白色を呈している．脂肪乳剤粒子は径の平均が 0.2〜0.3 μm と，小腸から吸収された後の脂肪の粒子（カイロミクリン）と近似した大きさではあるが，脂質可溶化タンパク（アポタンパク）を有していないという特徴がある．輸液回路の感染防止フィルターは脂肪乳剤粒子が通過できないため，脂肪乳剤の投与ルートにはフィルターを組み込んではならない．フィルターを使用した輸液回路へ側管から投与する場合は，フィルターより患者側で接続する必要がある．

❷脂肪乳剤と薬剤は混和しない

　脂肪乳剤は高カロリー輸液と混和し長時間放置すると油滴分離や脂肪粒子の粗大化をきたすおそれがある．この粗大化した脂肪粒子は免疫機能低下による肺炎や呼吸器障害，脳梗塞を起こす危険性が報告されている．また，白濁した色調の製剤であるため，汚染や他剤との配合変化による沈殿を目視できないため，脂肪乳剤と薬剤を混和して投与してはならない．スリーインワンバッグ製剤（糖電解質液とアミノ酸液と脂肪乳剤を混合した製剤）は脂質のミセル化により脂肪粒子の安定を図った製剤として市販されているが，高カロリー輸液用微量元素製剤と高カロリー輸液用総合ビタミン剤，ナトリウム製剤，カリウム製剤以外は混入してはならない．また，カテーテルやデバイスへの脂肪乳剤の凝集による感染や閉塞を避けるため，投与後は $10 \sim 20$ mL の生理食塩水でフラッシュし，脂肪乳剤投与に用いる輸液ラインは24時間ごとに交換する．

❸急速投与を避ける

　脂肪乳剤として投与された脂質が体内で有効に利用されるためには，酵素（リポタンパクリパーゼ）によって脂肪酸に加水分解される必要がある．この脂肪酸への加水分解の過程に最も関与しているのがアポリポタンパクという物質だが，脂肪粒子が効率よくアポリポタンパクを結合して加水分解されるためには急速投与を避ける必要がある．日本人は脂質の酵素活性が低いといわれ，脂肪乳剤の投与速度の上限は 0.1 g/kg(体重)/時 とされる．また，血清トリグリセリド値が高い（400 mg/dL 以上）場合は投与にあたり，特に注意が必要である．

［くわしくは］☞『JSPEN テキストブック』p69-70，p293，p312，p343，p349
　　　　　　☞『静脈経腸栄養ガイドライン（第3版）』p39-42，p123，p158-159

8 末梢静脈栄養法の輸液製剤の主な種類

末梢静脈栄養法の輸液製剤は，末梢静脈から投与される糖，電解質，アミノ酸などを含む輸液製剤です．ビタミンや脂肪乳剤を含有する輸液製剤もあります．それぞれの輸液製剤の特徴を理解することが重要です．

💎 解 説

末梢静脈栄養法の輸液製剤には，糖，アミノ酸，脂肪などの各成分の輸液製剤と，糖，アミノ酸，電解質のキット製剤であるアミノ酸加糖電解質輸液製剤がある．高濃度糖電解質輸液製剤も使用可能であるが，アミノ酸やビタミン製剤（特にビタミン B_1）を含む糖電解質輸液製剤を基本とする．

アミノ酸加糖電解質輸液製剤の多くは，ブドウ糖7.5％，アミノ酸3％が含まれており，電解質組成は維持液（Na^+：約35 mEq/L）と同様な組成となっている．1,000 mL あたりのエネルギー量は420 kcal で，浸透圧比は約3である．非タンパクカロリー/窒素比（NPC/N比）は低値であり，腎機能が低下した高齢者や慢性腎臓病患者ではアミノ酸負荷による腎前性高窒素血症をきたすリスクがある．そのため，等張輸液や高濃度糖電解質液と組み合わせることも可能である．また，脂肪乳剤の併用は，エネルギー量の補充や脂肪乳剤の浸透圧比が1と比較的低値のため，NPC/N比の是正や静脈炎の予防に有用である．

ツインパル®は，上記組成のアミノ酸加糖電解質輸液製剤である．ビーフリード®，パレセーフ®は，上記組成に，Wernicke（ウェルニッケ）脳症などの中枢神経障害や乳酸アシドーシスをきたすビタミン B_1 欠乏症を予防する目的として，ビタミン B_1 を含有している．パレプラス®は，上記組成に9種類のビタミン（ビタミン B_1，ビタミン B_2，ビタミン B_6，ビタミン B_{12}，ナイアシン，パントテン酸，葉酸，ビオチン，ビタミンC）を含有している．これら4種類の輸液製剤のNPC/N比は64と低値である．エネフリード®は，ブドウ糖6.8％，アミノ酸2.7％を含むアミノ酸加糖電解質輸液に1,100 mL中脂肪20 g，さらに9種類のビタミンを含有する製剤である．エネルギー密度が高い脂肪（9 kcal/g）を含むため，1,100 mL あたりのエネルギー量が620 kcal と高く，NPC/N比も105と他の製剤に比べ高値である．これらの輸液製剤は，糖とアミノ酸によるメイラード反応を防止するため隔壁で隔てられており，使用直前に隔壁を開通する．プ

ラスアミノ®はブドウ糖7.5%，アミノ酸2.72%を含み，電解質として Na+ と Cl- を含有する．シングルバッグ製剤で，pH を下げることによりメイラード反応を抑制している．

[くわしくは] ☞『JSPEN テキストブック』p288-294, p346-353
☞『静脈経腸栄養ガイドライン（第3版）』p33-43

E 小児の栄養療法

❶ 小児の特徴（新生児期，乳児期）

生後1年間の子どもの成長は生涯のうちで最も早く，また，摂食嚥下機能についても探索反射・吸啜反射といった原始反射運動にはじまり，乳児嚥下，成人嚥下へと段階的に機能を獲得していく時期です．そのため新生児期，乳児期の体重あたりのエネルギーおよび栄養素の必要量は他の年齢層よりも多く，栄養の質と量が成長・発達に大きく影響します．

💎 解 説

　この時期の低栄養は永続的な成長障害と知能低下を招くため，長期的視野に立った栄養管理を心がけることが重要である．また，新生児期，乳幼児期の臓器系は成長過程にあるため，栄養療法を考えるうえで栄養投与基質（糖質・たんぱく質・脂質）の組成や量は「臓器の未熟性」を念頭に置いた設計が必要となる．

　糖 質：6ヵ月齢前の乳児（特に新生児）では，肝臓での代謝酵素の生合成が未熟で筋肉量も少ないためグリコーゲンの貯蔵能が低く，容易に低血糖・低栄養状態になる可能性がある．一方で，経静脈投与時には，成人に比し耐糖能が優れており，単位時間あたりにより多量の糖質を投与できるという特徴がある．

　たんぱく質：成人では必須アミノ酸が9種類存在するが，成長の早い乳幼児期では，9種類の必須アミノ酸に加えて，アルギニン，システイン，タウリン，チロシンが条件付き必須アミノ酸として扱われ，乳幼児用アミノ酸輸液製剤はこれらに配慮した組成となっている．新生児では，タンパク合成効率と腎への負担を軽減するため，NPC/N比は成人より高い200〜250（たんぱく質エネルギー比率11〜9％に相当）が適切とされている．

　脂 質：必須脂肪酸のうち，EPAやDHA，αリノレン酸といったn-3系脂肪酸は，抗炎症・免疫賦活作用を有するばかりでなく，脳神経系の発達維持にも必要であり，brain growth spurtにある新生児・乳児期の栄養管理には不可欠な栄養素である．必須脂肪酸欠乏は成長障害，生殖機能障害の原因になるため，長期間の静脈栄養法や経腸栄養法を要する児の場合は十分な配慮を要する．

［くわしくは］☞『JSPENテキストブック』p578-580

❷ 小児の栄養評価法

栄養学的リスクの評価のため，すべての小児患者に対して栄養スクリーニングを行い，リスクがあると判断された患児には，病態に応じた詳細なアセスメントを行います．小児においては特に成長発達の評価も重要です．

 実施手順

❶成長発達の評価の実際

- □ 成長発育曲線と体格評価を組み合わせて判断する．
- □ 体格評価は，乳幼児は Kaup（カウプ）指数，学童期は Rohrer（ローレル）指数（表1）を使用する．
- □ Waterlow 分類（図1）は，年齢相当身長比，身長相応体重比を利用したもので，栄養障害を一次元的にとらえる．

❷測定値の活用

- □ 幼児期以前（3ヵ月～5歳）：Kaup 指数
  体重（kg）÷身長（m）^{2}
- □ 学童期以降（6～17歳）：Rohrer 指数
  体重（kg）÷身長（m）^{3}×10
- □ Waterlow 分類では，横軸を H/A 比（height for age），縦軸を W/H 比（weight for height）正常，慢性栄養障害，急性栄養障害，混合型に分類される．

❸悪性腫瘍患児の栄養評価の実際

- □ 悪性腫瘍の患児では長期の集学的治療を受けることが多いため，診断時だけでなく，定期的な栄養評価を実施する．
- □ 成長発育曲線を作成し，成長発育と併せて定期的に評価する．
- □ 微量栄養素の欠乏にも注意した栄養評価を行う．
- □ 集学的治療終了後に摂食障害や栄養障害を生じることがあるため，治療後にも栄養評価を継続する．

解 説

❶小児の栄養評価法の種類

　日本では，栄養障害は結果として成長発育障害に至るという考え方から，成長発育曲線および体格評価としての Kaup（カウプ）指数，Rohrer（ローレル）指数を組み合わせて判断してきた．また，Waterlow 分類は，年齢相当身長比（height for age：H/A）および

表1　体格評価法の計算式および評価指標

評価法	対象年齢	評 価			
		やせ	正常	過体重	肥満
Kaup 指数	3 ヵ月～5 歳	<14	15～18.9	19～21.9	>22
Rohrer 指数	6～17 歳	<114	115～145	145～159	>160

(『JSPEN テキストブック』p573 より引用)

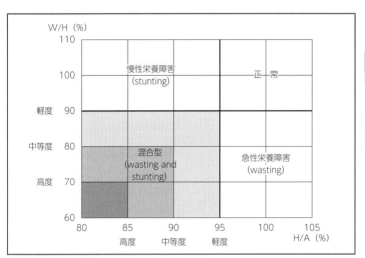

図1　Waterlow 分類
1) 慢性栄養障害（stunting：成長障害）
   H/A：（実測身長）/（実年齢の平均身長）
2) 急性栄養障害（wasting：るいそう）
   W/H：（実測体重）/（実測身長が平均身長となる年齢の平均体重）
(Waterlow JC：Br Med J **3**：566-569，1972 をもとに作成した『JSPEN テキストブック』p574 より引用)

身長相応体重比（weight for height：W/H）の 2 項目から栄養障害を一元的にとらえるもので，小児期の身長の伸びの遅れは栄養欠乏の期間を，体重増加の遅れは栄養欠乏の重症度を示すという考えに基づいている．一方，世界保健機関（WHO）は W/H の中央値の−3SD 未満の小児は疾病罹患時の治療日数，入院率，死亡率などが有意に高いことから，急性かつ重度の栄養障害であるとしている．そのほか，小児の栄養評価法としては，成人で汎用されている Subjective Global Assessment（SGA）を小児用に改変した Pediatric Subjective Global Assessment（PSGA）[1]，専門家による主観的栄養評価，基礎疾患，

食事摂取状況および消化器症状，体重評価の4項目から栄養状態をとらえようとする Screening Tool for Risk on Nutritional Status and Growth（STRONG$_{kids}$）[2]，基礎疾患，食事摂取量，体重変化の3項目から評価する Screening Tool for the Assessment of Malnutrition in Paediatrics（STAMP©）[3] などがある.

❷疾患の考慮

栄養評価を行うにあたり，各疾患の考慮も重要である．消化管異常，特に腸管不全では，機能する腸管の量が少ないため，経口・経腸摂取では，体重を維持して成長を促すための最低限の水分や栄養素の吸収ができない病態である．そのため，機能する消化管の有無，静脈栄養法の必要性の可否あるいは必要量の評価なども重要となる．

❸小児の腎機能障害

小児の腎機能障害に対しては，急性腎障害（AKI），慢性腎臓病（CKD）に分けて栄養評価を行う．その際，特に小児においては，腎障害の診断に重要なクレアチニン値の正常値は年齢により大きく異なることを理解する．また，小児の AKI では，栄養投与量の制限は行わないが，水分制限のために十分な栄養投与ができなければ腎代替療法の適応を考慮する必要があり，栄養必要量の算出や投与量の評価が必要となる．一方，CKD においては，成長障害を防ぐために早期診断と栄養評価に基づいた栄養介入が必要である．

❹小児の悪性腫瘍

悪性腫瘍においては，診断時の栄養障害を6〜50％の患児に認めるとの報告があり，栄養障害が高度である場合，生存率も低下することが明らかになっている．そのため栄養評価は必須であり，なかでも特に身体測定，標準成長発育曲線との比較を行うことが必要とされている．悪性腫瘍の患児では長期の集学的治療を受けることが多いため，診断時だけでなく，定期的な栄養評価を実施し，それに基づいたエネルギー量の投与量を決定する．また，長期間の集学的治療を要する場合には，成長発育曲線を作成し，成長発育を定期的に評価し，亜鉛やセレンなど欠乏しやすい微量元素にも注意する．さらに，集学的治療終了後にも摂食障害や栄養障害を生じることもあるため，治療後も長期的な栄養評価を行う必要がある．

[くわしくは] ☞『JSPEN テキストブック』p573-603

文　献
1) Secker DJ et al : Am J Clin Nutr 85 : 1083-1089, 2007
2) Hulst JM et al : Clin Nutr 9 : 106-111, 2010
3) McCarthy H et al : J Hum Nutr Diet 25 : 311-318, 2012

❸ 小児の栄養必要量の算定

成長期にある小児では体を維持するばかりでなく，成長に必要な組織増加分のエネルギーや臓器形成のためのエネルギーが必要となるため特異的です．さらに，疾病のある患児では，侵襲に応じたエネルギー必要量の推定が可能な概算法を使用したり，成長障害がみられる場合には過小評価とならないよう補正が必要です．

📝 実施手順

❶エネルギー必要量の実際

- □ 年齢，体重に合わせて推定し，個々の患児の病態，投与経路に応じて調整する．
- □ 経口摂取が可能な小児では，健常児のエネルギー摂取量が設定されている「日本人の食事摂取基準（2020 年版）」(p211-214 参照)に基づいた食事の提供が一般的である．
- □ 静脈栄養法による強制栄養が行われる場合のエネルギー投与量の設定には換算表がしばしば使用される．
- □ 経腸栄養法の場合は，消化吸収率を考慮し，換算表に加えて 10％のエネルギーを増量する．

❷たんぱく質必要量の実際

- □ 小児のたんぱく質必要量は年齢によって異なる．
- □ 経口摂取が可能な小児では，健常児の 1 日のたんぱく質摂取量が設定されている「日本人の食事摂取基準（2020 年版）」に基づいた食事の提供が一般的である．
- □ 経口摂取ができない場合はアミノ酸を静脈内投与する必要がある．
- □ 静脈栄養法や経腸栄養法を行う際には，新生児で 2.0～2.5 g/kg/日，乳児期で 1.0～2.5 g/kg/日，幼児期で 1.0～2.0 g/kg/日の投与で正の窒素バランスとなるとされる．

❸脂肪必要量の実際

- □ 経口・経腸栄養法施行時には，新生児期・乳児期では総エネルギー量の 40～50％程度に設定する．それ以降は 20～30％程度とする．
- □ 中心静脈栄養法（TPN）施行時には，脂肪乳剤を 0.5 g/kg/日から投与を開始し，1～2 g/kg/日を目安として増量する．

💎 解 説

成長発達の途上にある小児におけるエネルギー必要量は特異的であ

表1 小児における静脈栄養法時の
エネルギー投与量

年齢	エネルギー投与量 (kcal/kg/日)
未熟児	110〜120
1歳未満	90〜100
1〜7歳	75〜90
7〜12歳	60〜75
12〜15歳	40〜60

(『静脈経腸栄養ガイドライン（第3版）』
p181より引用)

表2 小児における静脈栄養法時の
たんぱく質投与量

年齢	アミノ酸投与量 (g/kg/日)
未熟児	1.5〜4.0
新生児	1.5〜3.0
2ヵ月〜3歳	1.0〜2.5
3〜18歳	1.0〜2.0

(『静脈経腸栄養ガイドライン（第3版）』
p182より引用)

り，小児の発達・成長を維持し，免疫力を高めて疾患に対する治癒力を保つためにも重要である．エネルギー必要量は，新生児・乳児期から幼少期，年長児と年齢によって大きく異なり，年齢が小さいほど体重あたりのエネルギー必要量は多くなる．年齢，性別を考慮した栄養必要摂取量は，日本では厚生労働省の「日本人の食事摂取基準（2020年版）」で定められており，疾病を有する小児であっても経口摂取が可能であれば概ねこの栄養所要量に基づいた食事提供とする．一方，静脈栄養法による強制栄養が行われる場合のエネルギー投与量の設定には，表1の換算表が用いられる．経腸栄養法の場合は消化吸収効率を考慮し，10%ほどエネルギー投与量を増量するのが一般的である．

たんぱく質の必要量についても，エネルギーと同様に「日本人の食事摂取基準（2020年版）」で定められており，経口摂取可能な小児であれば概ねこの基準を目標にする．一方で，静脈栄養法や経腸栄養法を行う際には，十分な体重増加が得られるか，正の窒素バランスが得られるかが問題となる．静脈栄養法や経腸栄養法を行う際には，正の窒素バランスを得るために，新生児で2.0〜2.5 g/kg/日，乳児期で1.0〜2.5 g/kg/日，幼児期で1.0〜2.0 g/kg/日の投与が必要とされ，投与量の目安は表2に示すとおりである．経口摂取ができない場合にはただちにアミノ酸を静脈投与し，体重変化をみながら増減する．

成長過程の小児においては，正常な成長発達を維持するためにも脂肪の投与は必須である．脂肪はエネルギー効率がよいだけでなく，必須脂肪酸など成長に必要な脂肪酸供給という目的においても重要である．また，炭水化物については，必要量に明確なエビデンスはないが，体タンパク分解予防のためにも必須であり，多くの施設では総エネルギーの40〜50%程度のブドウ糖または炭水化物が投与されている．

[くわしくは] ☞『JSPENテキストブック』p602
☞『静脈経腸栄養ガイドライン（第3版）』p180-184

❹ 小児の水・電解質管理

乳幼児は「喉が渇いた」「吐きそうで飲めない」などの症状を自分で訴えることができません．そのため，子どもが発信するサインを「症状」や「バイタルサイン」を通してしっかりと受け止める必要があります．特に，乳幼児は体組成に占める体水分量の割合が相対的に高く，体表面からの喪失量（不感蒸泄）も多いことから，年長の小児や成人に比べて脱水状態に陥りやすいです．脱水と電解質異常は栄養管理よりも先に是正されるべき重要管理項目です．

📝 実施手順

❶脱水の評価

- □ **バイタルサイン（頻脈，頻呼吸，低血圧）**：子どものバイタルサインは年齢ごとに正常範囲が異なることに留意する（表1）.
- □ **身体所見**：末梢冷感，口唇・口腔粘膜の乾燥，涙がでるか，眼球の落ち窪み.
- □ **病歴**：下痢，嘔吐，経口摂取量低下，尿量低下.

❷脱水の治療

- □ 補正（是正）輸液（主に救急外来で行われる）
  - ● 糖なし等張液（生理食塩水，リンゲル液）を選択.
  - ● 低血圧性ショック時は急速投与.
  - ● 心機能低下と糖尿病性ケトアシドーシスが疑われた場合の輸液投与は慎重に.
- □ 維持輸液（補正輸液後や治療や症状のため経口摂取が一時的にできないときに行われる）
  - ● 糖あり等張液（糖加乳酸リンゲル液，糖加酢酸リンゲル液）を選択.
  - ● 自由水の含まれる低張液（3号液）を使用すると低ナトリウム血症のリスクが上がる.
  - ● 維持輸液量の簡易計算にはHolliday-Segarの計算式が用いられる（表2）.
  - ● 普段と同じくらいの水分や食事を摂取することが可能になれば，速やかに終了する.

💎 解 説

脱水にはhypovolemia（volume depletion）とdehydrationの2種

表1 小児におけるバイタルサインの正常範囲

年齢	正常範囲		
	心拍数 (回/分)	呼吸数 (回/分)	収縮期血圧 (mmHg)
0〜3ヵ月	90〜180	30〜60	新生児(1ヵ月未満):60〜85 1〜12ヵ月:70〜100
3〜6ヵ月	80〜160	30〜60	
6〜12ヵ月	80〜140	25〜45	
1〜3歳	75〜130	20〜30	1〜2歳:85〜105 3〜5歳:89〜115 6〜12歳:94〜120
3〜6歳	70〜110	16〜24	
6〜10歳	60〜90	14〜20	

(心拍・呼吸数) Warren DW et al : CJEM **10** : 224-243, 2008
(血圧) American Heart Association : Pediatric Advanced life Support Provider Manual 2020

表2 小児維持輸液量の簡易計算法

体重	輸液量(mL/日)
≦10kg	100mL/kg
11〜20kg	1,000mL+(体重kg−10)×50mL/kg
20kg<	1,500mL+(体重kg−20)×20mL/kg

注:たとえば15kgの子どもの場合,1,000mL+(15−10)×50mL=1,250mL/日
(『JSPENテキストブック』p572より引用)

類が存在する.hypovolemia(volume depletion)はナトリウム(Na)「量」が低下している脱水であり,Na「量」が低下しているため,細胞外液量が減少し,頻脈や血圧低下などの異常を認める.dehydration は Na「濃度」に異常を認め,体内の水分(自由水)が不足しているため,Na 濃度が濃くなり高 Na 血症を認める.「脱水」に対する輸液療法は Na「量の異常」か Na「濃度の異常」かを意識して行う.日常的に遭遇する脱水の大部分は Na 量の異常が原因の hypovolemia(volume depletion)である.

体内 Na 量の変化は有効循環血漿量に反映され,その変化を頸動脈圧受容体,心房圧受容体,腎傍糸球体装置が感知し,レニン-アンジオテンシン-アルドステロン系(RAA系),心房性ナトリウム利尿ペプチド(ANP),脳性ナトリウム利尿ペプチド(BNP),抗利尿ホルモン(ADH),交感神経系を介して,尿中 Na 排泄量が変化し,口渇が出現することで体内の Na 量が調節される.一方,Na 濃度の変化は血漿有効浸透圧に反映され,その変化を視床下部浸透圧受容体が感

知し，ADH を介して尿浸透圧が変化し，口渇感が出現することで体内の Na 濃度が調節される．

　子どもは，急性疾患による血管内容量の減少や低血圧，痛み，ストレス，悪心・嘔吐などの影響で ADH が容易に分泌されるため，抗利尿ホルモン不適切分泌症候群（syndrome of inappropriate secretion of antidiuretic hormone：SIADH）による低 Na 血症を発症しやすいという特徴がある．そのため，急性疾患の小児の水電解質管理の際には，常に SIADH を念頭に考え，低 Na 血症に注意しながら対応することが必要である．

［くわしくは］☞『JSPEN テキストブック』p572

I

E

小児の栄養療法

❺ 成長と機能獲得

「成長」とは体重や身長など身体の量的な増加をさし，「発達」とは運動・生理・精神など機能面の成熟をさす用語です．健やかな成長・発達のために栄養は中心的な役割を担います．そのため，小児期の栄養評価には，子どもの栄養摂取状況を評価することだけでなく，適切な栄養摂取の結果として，適切に成長と発達を遂げているかどうかを確認するという視点をもつことが最も重要であり，成人期の栄養管理と異なる点でもあります．

💎 解 説

成長曲線は横軸を時間，縦軸を身長・体重として描く曲線で，母子健康手帳にも記載されている．集団での成長の目安であると同時に，個人の成長の軌道を評価できる．日本では文部科学省（文科省）が学校保健統計調査として毎年満5歳から17歳の幼児・児童の，厚生労働省（厚労省）が10年ごとに生後14日以上小学校就学前の乳児・幼児の性別年齢別の小児身体計測値データを発表している．基準値としては，2000年度に文科省および厚労省が発表した身体計測値データが臨床や教育現場で広く用いられている．

成長曲線はある時点での測定値のみで評価するのではなく，時間経過による数値の推移（傾き）をみることが大切である．たとえば，体重の曲線が右肩上がりになっておらず，標準偏差曲線を下向きにまたがっている場合は，何らかの栄養問題を生じている可能性を念頭に対応するべきである．

成長曲線における身長の停滞は慢性の栄養障害を示唆し，体重の停滞（低下）は急性の栄養障害を示唆する指標として利用されている（Waterlow分類，p87参照）．

発達は，遺伝因子，栄養因子，環境因子に依存しており，栄養障害から発達障害をきたし，発達の遅れに至る可能性がある．また，発達障害そのものが摂食や認知，情緒の機能面に影響し，経口摂取不良を招き，さらなる栄養障害に至るという負のスパイラルを呈することもある．

[くわしくは] ☞『JSPENテキストブック』p575

❻ 新生児の栄養投与方法

胎児期および新生児期の栄養不良はその後の成長・発達に影響を及ぼします。そのため，入院対象となる患児は栄養療法の対象になります。胎児期から続く栄養不良は，出生後も栄養的なリスクが大きく，適切な栄養を適切な方法によって，早期から開始することが重要です。

📝 実施手順（栄養内容決定の実際）

□ 経口あるいは経腸栄養法の場合，第一選択は母親自身の母乳（own mother's milk：OMM）である。

□ 母乳を得ることができない場合の選択はドナー母乳→調製粉乳→経腸栄養剤である。

❶栄養投与方法の決定

□ 在胎週数と児の成熟度を考慮し，可能であれば経口栄養法を選択。

□ 経口栄養法はできないが，消化管が適切に使用できるならば経腸栄養法を選択。

□ 消化管が使用できない場合は静脈栄養法を選択。

❷経口栄養法の場合

□ 直接授乳か哺乳ビン授乳を選択。

□ 在胎週数，成熟度以外に基礎疾患がある場合，人工乳首は成熟児用乳首，未熟児用乳首，口唇口蓋裂用乳首，スペシャルニーズフィダー ® から選択。

❸経腸栄養法の場合

□ 投与経路の選択：経鼻あるいは経口胃アクセスと経鼻十二指腸・空腸アクセスのどちらかを選択。

□ 投与方法と時間の選択：経腸栄養ボトルあるいはシリンジを使用するボーラス投与と，シリンジを用いた注入ポンプを使用する方法がある。1日の投与回数は8回か12回が一般的であり，投与時間は30分～3時間となる。

❹静脈栄養法の場合

□ 輸液の組成は医師の処方に基づく（静脈栄養法の投与設計は『JSPEN テキストブック』p586-587 を参照）。

□ 輸液方法の選択は末梢静脈栄養法か中心静脈栄養法のどちらかを選択。

□ どの静脈栄養法においても，必ず輸液ポンプあるいは輸注ポンプを使用する。

💎 解　説

　栄養内容の第一選択は母乳（OMM）である．特に初乳には様々な利点があり，与える順番は新鮮初乳→冷凍初乳→新鮮成乳→冷凍成乳である．次の選択肢はドナー母乳である．近年国内において母乳バンクが設立され，早産児をはじめとするNICU入院中の患児の栄養方法として認知されつつある[1]．母乳の次は調製粉乳→経腸栄養剤となる．

　栄養投与経路の第一選択は経口あるいは経腸栄養法である．栄養を開始する時点で消化管が使用できない，呼吸・循環動態が不安定である場合などを除き，出生後6〜24時間以内に栄養を開始する．特に極低出生体重（very low birth weight：VLBW）児では禁乳によって腸管の萎縮，正常な腸内細菌の増殖阻止，細菌の腸管外への病的移行（bacterial translocation）が起こり，多臓器不全をきたすためである[2]．

　経口栄養法の選択は在胎週数と児の成熟度を考慮するが，在胎週数34週以降になると吸啜・嚥下・呼吸の調和がとれるようになる[2]といわれており，在胎週数34週未満の場合は経腸栄養法が選択される．在胎週数16週頃から羊水の嚥下が確認されており[2]，経腸栄養法中は非栄養的吸啜（non-nutritive-sucking）が推奨される[2]．ただし，栄養チューブの計画外抜管予防のため，必ず家族あるいは看護師の見守りのもとに実施することが望ましい．

　経腸栄養法はほとんどの早産児に実施される．咳嗽反射が乏しく栄養チューブの誤留置のリスクがあるため，栄養開始前には胃内容の確認をする．胃内容による確認がとれない場合はX線による確認が必要である．投与時間はVLBW児の場合，1mL程度であれば自然ボーラス滴下をするが，それ以降は児の状態に応じて，30分〜3時間の中で選択する．特にダンピング症候群，低血糖，無呼吸発作，嘔吐や腹部膨満，胃内容排出遅延などの腹部症状の悪化がみられる場合は注入量や投与方法，時間を調整する．

　静脈栄養法は出生体重2,000g以下，低血糖児，経口あるいは経腸栄養法が難しい児が対象である．

［くわしくは］☞『JSPENテキストブック』p584-589

文　献
1) 一般社団法人日本母乳バンク協会ホームページ<https://milkbank.or.jp/>（2023年2月閲覧）
2) Lawrence RA et al：Breastfeeding：A Guide for the Medical Profession, Elsevier, 2022

F　高齢者の栄養療法

❶ 高齢者の特徴

加齢に伴う体組成や代謝の変化など，高齢者の栄養学的特徴を理解することは高齢者の栄養療法を考えるうえで重要です．

 解　説

　高齢者の栄養学的特徴を表1に示す（ここでは特に75歳以上の後期高齢者を想定している）．

　体組成変化：体重は加齢に伴い減少することが多く，body mass index（BMI）18未満の割合が増加する．体組成としては骨格筋量の減少，骨密度の低下が生じる．加齢による筋肉量の減少は，下肢の抗重力筋に生じやすく，特に速筋線維（タイプⅡ線維）が影響を受けやすい．筋肉量の減少分は脂肪に置換され，水分含量の減少につながる．一般成人の体内水分量は体重の60％程度だが，高齢者では50％程度まで減少し，脱水になりやすくなる．腎血流量，腎機能も低下し，水分調節機能が低下する．

　代謝の変化：筋肉などの除脂肪量の低下に伴い，基礎代謝量は低下する．また加齢に伴い身体活動量が低下し，活動によるエネルギー消費量が低下する．消化吸収機能は加齢に伴う大きな変化はないが，腸内細菌叢が変化する．また加齢に伴い，たんぱく質摂取後のタンパク合成能が低下する．多くの高齢者では，加齢に伴うインスリン分泌能の低下，身体活動量の低下，筋肉量の減少に伴うエネルギー消費量の減少，内臓脂肪蓄積などによる末梢組織でのインスリン抵抗性の増大などにより，耐糖能は低下する．

　その他の変化：高齢者では食欲，口腔機能，咽頭機能の低下，経口摂取量の低下がみられる．

[くわしくは] ☞『JSPENテキストブック』p564-565

表1　高齢者の栄養学的特徴

・体重減少・筋肉量減少，脂肪量の相対的増加	・タンパク質同化抵抗性
・体内水分量の減少	・耐糖能の低下
・基礎代謝の低下	・摂食嚥下機能の低下
・恒常性維持機能の低下	

② サルコペニアの評価・診断

サルコペニア（sarcopenia）は，1989 年に Rosenberg により，もともと加齢に関連する筋肉量の低下として世界で初めて提唱されたもので[1]，その語源は，ギリシャ語で筋肉を意味する「sarx」と喪失を意味する「penia」の造語といわれています．現在では加齢のみならず，活動性低下，生活習慣，慢性疾患など様々な病因によりもたらされ，筋肉量減少による筋力低下した状態として広く認識されています．その評価・診断としては European Working Group on Sarcopenia in Older People（EWGSOP）による定義などが存在しますが，日本では Asian Working Group for Sarcopenia（AWGS）による定義が広く用いられています．

✧ 解 説

　サルコペニアは，進行性および全身性の骨格筋量に加え，骨格筋力の低下を特徴とする症候群と定義されている．その診断方法として，Asian Working Group for Sarcopenia 2019（AWGS2019）(p215 参照) が報告されている[2]．下腿周囲長や SARC-F，SARC-CalF などの初期スクリーニング項目でサルコペニアの疑いのある症例に対し，筋力，筋肉の機能，筋肉量の視点から総合的に診断する方法で，筋力は握力（男性＜28 kg，女性＜18 kg），筋肉の機能は歩行速度（＜1.0 m／秒），5 回椅子立ち上がりテスト（≧12 秒），short physical performance battery（SPPB：≦9）のいずれかで判定する．また筋肉量は生体電気インピーダンス（BIA）法や二重エネルギー X 線吸収測定（DXA）法によって四肢骨格筋量を身長の 2 乗（m^2）で補正した骨格筋指数（SMI）を計測する．筋肉量低下（男性＜7.0 kg/m^2，女性＜5.4 kg/m^2）に加え，上記の筋力もしくは機能のいずれかが低下している場合にサルコペニアと診断し，またその両者が低下している場合には重症サルコペニアと判定する．なお本診断基準は，加齢に伴う筋肉量および機能低下の測定を指標として作成されており，日本肝臓学会は，サルコペニアを発症しやすい慢性肝疾患に対する独自の診断基準を作成しており，多少の相違が存在する点には留意する必要がある．

文 献
1) Rosenberg IH : Am J Clin Nutr **51** : 531-534, 1990
2) Chen LK et al : J Am Med Dir Assoc **21** : 300-307, 2020

❸ MNA®, MNA®-SF による高齢者の栄養スクリーニング

高齢者の栄養アセスメントツールである MNA®（Mini Nutritional Assessment），MNA®-SF（Mini Nutritional Assessment-Short Form）を用いて評価します．

 実施手順

❶ MNA®-SF （表1）

□ 食事摂取量の変化，体重変化，移動能力，ストレス，精神心理学的問題，BMI の6項目について，各0〜2点または3点の範囲で採点する．

□ 合計点数により，低栄養，低栄養のリスクあり，栄養状態良好のいずれに該当するかを判定する．

❷ MNA® （表2）

□ まず，スクリーニングとして MNA®-SF に含まれる6つの項目についての評価を行う．

□ 各項目0点〜最大3点の範囲で採点し，11点以下の場合はさらにアセスメントとして12項目の問診を行う．

□ 合計点17点未満で低栄養，17〜23.5点で低栄養のリスクあり，24〜30点で栄養状態良好と判定する．

💎 解 説

MNA®：MNA® は18項目から構成される65歳以上の高齢者を対象とした栄養スクリーニング・アセスメントツールである．食事摂取量，体重変化，身体機能，BMI，疾患などによるストレス，健康観など幅広い項目を含んでおり，栄養アセスメントツールとしての側面もある．MNA® で身体計測として用いられるのは BMI，上腕・ふくらはぎの周囲長で，その他の項目は問診のみである．血液生化学的検査項目は含まれず，認知機能，精神心理面の評価が含まれている特徴がある．アセスメント部分の評価まで行おうとすると所要時間がかかってしまう側面もある．

MNA®-SF：MNA®-SF は MNA® のスクリーニング部分を独立させたものとして開発された．MNA® と異なり，体重が不明でも採点でき，身長・体重が測定できない場合でも下腿周囲長を用いて判定できる．高齢入院患者，施設入所者，在宅高齢者の予後予測に使用可能である．　　　　　　[くわしくは] ☞『JSPEN テキストブック』p133

表1　MNA®-SF（Mini Nutritional Assessment-Short Form）

<u>簡易栄養状態評価表</u>
Mini Nutritional Assessment-Short Form
MNA®

Nestlé
NutritionInstitute

氏名：

性別：　　　　年齢：　　　　体重：　　　　kg 身長：　　　　cm 調査日：

下の□欄に適切な数値を記入し、それらを加算してスクリーニング値を算出する。

スクリーニング

A 過去3ヶ月間で食欲不振、消化器系の問題、そしゃく・嚥下困難などで食事量が減少しましたか？
0＝著しい食事量の減少
1＝中等度の食事量の減少
2＝食事量の減少なし

B 過去3ヶ月間で体重の減少がありましたか？
0＝3 kg 以上の減少
1＝わからない
2＝1～3 kg の減少
3＝体重減少なし

C 自力で歩けますか？
0＝寝たきりまたは車椅子を常時使用
1＝ベッドや車椅子を離れられるが、歩いて外出はできない
2＝自由に歩いて外出できる

D 過去3ヶ月間で精神的ストレスや急性疾患を経験しましたか？
0＝はい　　2＝いいえ

E 神経・精神的問題の有無
0＝強度認知症またはうつ状態
1＝中程度の認知症
2＝精神的問題なし

F1 BMI (kg/m²)：体重(kg)÷[身長 (m)]²
0＝BMI が19 未満
1＝BMI が19 以上、21 未満
2＝BMI が21 以上、23 未満
3＝BMI が 23 以上

BMI が測定できない方は、F1 の代わりに F2 に回答してください。
BMI が測定できる方は、F1 のみに回答し、F2 には記入しないでください。

F2 ふくらはぎの周囲長(cm)：CC
0＝31cm未満
3＝31cm以上

スクリーニング値
（最大：14ポイント）

12-14 ポイント：　　　栄養状態良好
8-11 ポイント：　　　低栄養のおそれあり (At risk)
0-7 ポイント：　　　低栄養

Ref.　Vellas B, Villars H, Abellan G, et al. Overview of the MNA® - Its History and Challenges. J Nutr Health Aging 2006;10:456-465.
Rubenstein LZ, Harker JO, Salva A, Guigoz Y, Vellas B. Screening for Undernutrition in Geriatric Practice: Developing the Short-Form Mini Nutritional Assessment (MNA-SF). J. Geront 2001;56A: M366-377.
Guigoz Y. The Mini-Nutritional Assessment (MNA®) Review of the Literature - What does it tell us? J Nutr Health Aging 2006; 10:466-487.
Kaiser MJ, Bauer JM, Ramsch C, et al. Validation of the Mini Nutritional Assessment Short-Form (MNA®-SF): A practical tool for identification of nutritional status. J Nutr Health Aging 2009; 13:782-788.
® Société des Produits Nestlé, S.A., Trademark Owners
© Société des Produits Nestlé SA 1994, Revision 2009.
さらに詳しい情報をお知りになりたい方は、**www.mna-elderly.com** にアクセスしてください。

（Nestlé Healthcare Science より許諾を得て転載）

表2 NMA® (Mini Nutritional Assessment)

簡易栄養状態評価表
Mini Nutritional Assessment
MNA®

Nestlé
NutritionInstitute

氏名:　　　　　　　　　　　　　　　　性別:

年齢:　　　　　　体重:　　　　　　kg　身長:　　　　　cm　調査日:

スクリーニング欄の□に適切な数値を記入し、それらを加算する。11ポイント以下の場合、次のアセスメントに進み、総合評価値を算出する。

スクリーニング

A 過去3ヶ月間で食欲不振、消化器系の問題、
そしゃく・嚥下困難などで食事量が減少しましたか?
0 = 著しい食事量の減少
1 = 中等度の食事量の減少
2 = 食事量の減少なし □

B 過去3ヶ月間で体重の減少がありましたか?
0 = 3kg 以上の減少
1 = わからない
2 = 1〜3kg の減少
3 = 体重減少なし □

C 自力で歩けますか?
0 = 寝たきりまたは車椅子を常時使用
1 = ベッドや車椅子を離れられるが、歩いて外出はできない
2 = 自由に歩いて外出できる □

D 過去3ヶ月間で精神的ストレスや急性疾患を
経験しましたか?
0 = はい　2 = いいえ □

E 神経・精神的問題の有無
0 = 強度認知症またはうつ状態
1 = 中程度の認知症
2 = 精神的問題なし □

F BMI 体重 (kg) ÷ [身長 (m)]^2
0 = BMI が 19 未満
1 = BMI が 19 以上、21 未満
2 = BMI が 21 以上、23 未満
3 = BMI が 23 以上 □

スクリーニング値:小計(最大:14ポイント) □□
12-14ポイント:　　　　栄養状態良好
8-11ポイント:　　　　　低栄養のおそれあり (At risk)
0-7ポイント:　　　　　低栄養

「より詳細なアセスメントをご希望の方は、引き続き質問 G〜Rにおすすみください。」

アセスメント

G 生活は自立していますか(施設入所や入院をしていない)
1 = はい　0 = いいえ □

H 1日に4種類以上の処方薬を飲んでいる
0 = はい　1 = いいえ □

I 身体のどこかに押して痛いところ、または皮膚潰瘍がある
0 = はい　1 = いいえ □

J 1日に何回食事を摂っていますか?
0 = 1回
1 = 2回
2 = 3回 □

K どんなたんぱく質を、どのくらい摂っていますか?
・乳製品(牛乳、チーズ、ヨーグルト)を毎日1品
　以上摂取　　　　　　　　　　　　　　はい □　いいえ □
・豆類または卵を毎週2品以上摂取　　　はい □　いいえ □
・肉類または魚を毎日摂取　　　　　　　はい □　いいえ □
0.0 = はい、0〜1 つ
0.5 = はい、2 つ
1.0 = はい、3 つ □□

L 果物または野菜を毎日2品以上摂っていますか?
0 = いいえ　　　1 = はい □

M 水分(水、ジュース、コーヒー、茶、牛乳など)を1日どのくらい
摂っていますか?
0.0 = コップ 3杯未満
0.5 = 3杯以上 5杯未満
1.0 = 5杯以上 □

N 食事の状況
0 = 介護なしでは食事不可能
1 = 多少困難ではあるが自力で食事可能
2 = 問題なく自力で食事可能 □

O 栄養状態の自己評価
0 = 自分は低栄養だと思う
1 = わからない
2 = 問題ないと思う □

P 同年齢の人と比べて、自分の健康状態をどう思いますか?
0.0 = 良くない
0.5 = わからない
1.0 = 同じ
2.0 = 良い □

Q 上腕(利き腕ではない方)の中央の周囲長(cm): MAC
0.0 = 21cm 未満
0.5 = 21cm 以上、22cm 未満
1.0 = 22cm 以上 □□

R ふくらはぎの周囲長 (cm): CC
0 = 31cm 未満
1 = 31cm 以上 □

評価値:小計(最大:16ポイント) □□
スクリーニング値:小計(最大:14ポイント) □□
総合評価値(最大:30ポイント) □□

低栄養状態指標スコア
24〜30ポイント □　　栄養状態良好
17〜23.5ポイント □　　低栄養のおそれあり (At risk)
17ポイント未満 □　　低栄養

Ref
Vellas B, Villars H, Abellan G, et al. *Overview of MNA® - Its History and Challenges.* J Nut Health Aging 2006; 10: 456-465.
Rubenstein LZ, Harker JO, Salva A, Guigoz Y, Vellas B. *Screening for Undernutrition in Geriatric Practice: Developing the Short-Form Mini Nutritional Assessment (MNA-SF).* J. Geront 2001; 56A: M366-377
Guigoz Y. *The Mini-Nutritional Assessment (MNA®) Review of the Literature - What does it tell us?* J Nutr Health Aging 2006; 10: 466-487.
© Société des Produits Nestlé SA, Trademark Owners.
® Société des Produits Nestlé SA 1994, Revision 2009.
さらに詳しい情報をお知りになりたい方は、
www.mna-elderly.com にアクセスしてください。

I
F
高齢者の栄養療法

(Nestlé Healthcare Science より許諾を得て転載)

④ 高齢者の栄養ルートの選択

栄養ルートはあくまでも経口摂取が第一選択となりますが，高齢者特有の全身状態や併存疾患により個別化された最適の投与ルートを選択することが重要です．またその投与ルートは経時的に変化することも念頭に置き，常にそのときの状態を評価することも重要です．

実施手順

- [ ] 既存の栄養スクリーニング（NRS-2002, MUST, MNA®-SF）やアセスメントツール（SGA, PS-SGA, MNA®）を使用し，栄養介入の必要性について評価する．
- [ ] 低栄養を引き起こしている原疾患の病勢を評価するとともに，急性期か慢性期か，改善可能なものか，その後の治療計画の中で多職種で判断する．
- [ ] 経口摂取可能かどうか，口腔嚥下機能なども含めて以下のような方法で判断する．
  - スクリーニング法：頸部触診法，反復唾液嚥下テスト，改訂水飲みテスト，食物テスト（p208-209 参照）
  - 精査法：嚥下造影検査，嚥下内視鏡検査
- [ ] 経口摂取可能な場合には口腔嚥下機能の評価に基づいた食形態の選択を行う．
  - 代表的な食形態：液状，半固形，固形，粉末など
- [ ] 経口摂取困難な場合において，以下の中から至適な経管栄養ルートを選択する．
  - 経鼻チューブ，経口チューブ
  - 消化管瘻（咽頭瘻，食道瘻，胃瘻，小腸瘻など）
- [ ] 栄養療法開始後の評価を行う．
  - 排便の性状，腹部所見，発熱などの臨床症状，チューブ先端の位置確認，リフィーディング症候群の有無など
- [ ] 静脈栄養法を選択する際には，その後の投与期間なども考慮し，以下の中から選択する．
  - 末梢静脈栄養法
  - 中心静脈栄養法：一般的な中心静脈カテーテル，末梢挿入型中心静脈カテーテル，皮下埋め込み型 CV ポート，上腕ポート，Broviac カテーテル

✧ 解 説

　あくまでも経口摂取を第一選択ルートとして念頭に置く。その理由としては最も生理的なルートであることに加え、特に器具を必要とせず管理も不要であることや一般的に安価なことが挙げられる。経口摂取が可能な場合も、至適な食形態の選択は重要である。全身状態や口腔嚥下機能を経時的に評価し、適切な食形態への変更を行い、食形態変更後の再評価を行うことも重要となる。しかし経口摂取が困難な病態が、もともと併存疾患として存在していることも多い。その場合は、消化管が安全に使用できれば経腸栄養法を選択し、それが困難な場合や一時的な栄養サポートを目的とする場合などは静脈栄養法を考慮する。

　経管栄養ルートの選択において考慮すべきことは、①身体への入り口のみならず、②消化管への入り口、③カテーテル先端の位置の3つの要因である。経管栄養ルートを用いた栄養管理を行ううえでこの3つの要因を常に念頭に置く。また投与する人工濃厚流動食の投与速度の調整も下痢などの症状誘発を改善・予防するうえで重要となる。

　静脈栄養法は、消化管の通過障害や吸収・機能障害がある場合においても直接血管内に留置し栄養を投与できるメリットがある反面、カテーテル関連血流感染症（CRBSI）のリスクがあることから、挿入時のみならず日常的に厳重な管理が必要となる。静脈栄養法では、アミノ酸加総合電解質輸液、高カロリー輸液、脂肪乳剤などが使用されるが、挿入したカテーテル先端の位置により、末梢静脈栄養法（PPN）と中心静脈栄養法（TPN）を使い分ける必要がある。一般的にPPNは補液を中心とした一時的なものであり、高カロリー輸液栄養を目的とした場合にはTPNを可能とするルートを選択する。その穿刺部位・造設法の選択は、TPNを行う期間や、併存疾患に対する治療方針、また入院か在宅医療かなど、社会的背景も含めた様々な観点をふまえ多職種医療者ならびに患者本人や家族とも相談したうえでメリットとデメリット、さらには施設特有の医療環境も考慮し、選択する必要がある。経腸栄養法や静脈栄養法に関する各ルートの詳細については『JSPENコンセンサスブック1』を参照いただきたい。

I

F

高齢者の栄養療法

G 栄養療法にかかわる多職種の役割

❶ 栄養サポートチーム（NST）とは

栄養サポートチーム（nutrition support team：NST）は，医師，歯科医師，看護師，薬剤師，管理栄養士，臨床検査技師，理学療法士，作業療法士，言語聴覚士，歯科衛生士，診療放射線技師などの多職種で構成され，それぞれの専門知識や技術を持ちより，安全かつ有効な栄養管理を提供するための活動を行う医療チームです．栄養療法はすべての患者に共通する基本的医療の1つであり，栄養管理を怠れば治療の効果を十分に発揮できないばかりか，栄養障害に起因する様々な合併症を引き起こしてしまうこともあります．

 NST 活動による効果

- 適切な栄養アセスメントが実施される．
- 適切な栄養療法が実施される．
- 患者の栄養状態が改善する．
- 栄養療法に伴う合併症が減少する．
- 静脈栄養法の機械的合併症，感染性合併症，代謝性合併症が減少する．
- 経腸栄養法の機械的合併症，感染性合併症，消化器合併症，代謝性合併症が減少する．
- 入院期間が短縮する．
- 医療費が節約できる．

 解 説

　NST は 1970 年代に米国で発祥した栄養を支援する組織である．日本の医療社会では NST 専属メンバーのみでチームを構成することは難しかったため，potluck party method（PPM）という，日本独自の「持ちよりパーティー方式兼業兼務システム」が考案され，メンバーは一般業務を行いながら兼任で NST に参加するという形で広まった．

　NST には各診療科から独立した全科型，もしくは各科や病棟単位で行われる場合があり，栄養状態や栄養管理に問題がある症例を抽出し，回診やミーティングで個々の症例に対しての評価，検討，提案を行う．他の医療チームとも連携して，専門的な情報を共有することも大切である．入院患者に対しては，栄養管理方法を整えて在宅へ移行

することを目指し，その情報を伝達して地域での快適な療養生活につなげていく必要がある．

NSTメンバーは医療チームとしての専門性を高めて，すべての患者に対して高水準の栄養管理を維持するとともに，院内全体に栄養管理の重要性を啓発していく役割を担う．

NSTを構成する各職種の主な役割について次項より解説する．

[くわしくは] ☞『静脈経腸栄養ガイドライン（第3版）』p133-137

❷ 看護師の役割

患者は，急性期，回復期，在宅や施設へと移動し，医療や看護，介護を受ける場が変化します．これらすべての場に看護師が存在し，患者と接する時間が最も長いため，栄養療法に対する役割が期待されています．

📝 看護師に期待される役割

□ **予防**：生活指導，栄養指導，地域連携
□ **気づく**：スクリーニング，介護者・家族指導
□ **改善させる**：モニタリング，栄養プラン実施，生活に取り入れる工夫
□ **つなぐ**：看護サマリー，カンファレンス，患者家族指導，地域連携

💎 解説

看護師の役割の特徴として，急性期から介入できることがある．急性期，回復期，慢性期，訪問看護の場面において，患者を継続的に観察して記録し，身体の清潔・排泄・活動・栄養補給などへの援助を通して栄養障害を発見する役割を担う．標準化した評価ツールだけでなく，「検温時」「口腔ケア」「会話」などの場面でも，"看護師ならでは"の観察事項から異常に気づくことができる．担当看護師として，経験に基づいた「大丈夫かな？」という主観的感覚はとても重要である．患者の栄養状態を適切に評価・記録し，多職種や専門職チームへと橋渡しをすることが，看護師にとって大切な役割である．

I
G
栄養療法にかかわる多職種の役割

❸ 薬剤師の役割

栄養サポートチーム加算の要件には，NSTの中に栄養管理に係る専門的な知識・技能を有する専任の薬剤師が明記されました．栄養療法の実践において薬剤師の重要性はますます高まってきています．特に，下記の活動指針に掲げられていることを実践できるように取り組むことが大切です．

📝 栄養管理における薬剤師の活動指針

- □ 静脈・経腸栄養法における処方支援
- □ 静脈・経腸栄養法における適正使用の推進
- □ 病棟薬剤業務および在宅医療における栄養管理
- □ 栄養管理を基盤とした地域連携
- □ 地域連携のための情報共有

💎 解 説

　チーム医療のさらなる推進が求められるなか，NST活動においても静脈・経腸栄養法以外の側面で多くのことが薬剤師に求められる．ベッドサイドチームは日々の業務で患者と接することで直接得られた情報をNSTへ提供し活用できるよう施設ごとの工夫が必要である．在宅でも院内で行われていた栄養管理がシームレスに提供できるように保険薬局と協働し，地域での栄養管理指導にも取り組んでいく必要がある．薬剤師間の連携のみならず，多職種連携のなかで栄養に精通する薬剤師がその専門性を生かして，院内外で"連携の核"となることが期待されている．

[くわしくは] ☞『静脈経腸栄養ガイドライン（第3版）』p3

❹ 管理栄養士の役割

患者の高齢化や生活習慣病の罹患率の増加に伴い，患者の栄養状態の改善や維持，免疫力低下の防止や治療効果およびQOLの向上等を推進する観点から，栄養管理や栄養指導の専門家として多職種連携における管理栄養士の果たす役割が大きくなっています．

📝 管理栄養士に期待される役割

- □ 病態別栄養指導・栄養教育（患者だけでなく医師や看護師への提

案）
- □ 栄養情報提供書の記入
- □ 病院食の管理（食材の発注，経腸栄養法の管理，コスト計算など）
- □ 喫食量のモニタリング，残食のモニタリング
- □ 食形態，栄養素の評価，改善の提案
- □ 多職種からの情報を集約して退院指導に生かし，患者・家族の負担のない栄養管理を提案

✤ 解 説

　管理栄養士の業務内容は患者給食管理，個別栄養相談に加えて，医師に対して特別治療食の食事内容や形態，経腸栄養剤の選択や変更等を提案できるよう拡大している．また，栄養指導についても，クリニカルパスによる明示等，医師の包括的な指導に基づき，適切な時期を判断しながら実施できるとされ，栄養管理における管理栄養士への期待が高まっているといえる．食や栄養についての高度な専門知識と技術を生かし，チーム医療における栄養管理の質の向上，患者の栄養状態や病態，病状の改善に努める．

❺ 医師の役割

📝 医師に期待される役割

- □ チームリーダーとしての NST 活動の牽引
- □ 医学的知識に基づく助言・指導
- □ 自ら率先して栄養療法を学ぶ姿勢

✤ 解 説

　多職種が協力して有効な栄養管理を行うことを目指す NST において，医師はリーダー的役割を求められる．栄養療法を考えるうえでの基礎となる解剖・生理・薬学などに加え，臨床医学を幅広く学んできているためにそのような役割を期待されるが，一方で，医師の臨床栄養教育が不足しているために，栄養管理の重要性に対する認識が低いという問題が指摘されている．日本臨床栄養代謝学会（JSPEN）では，日本外科代謝栄養学会との共催で NST 医師・歯科医師教育セミナーを定期的に開催しており，栄養サポートチーム加算の施設基準要件である専任医師の 10 時間以上の研修に該当する（詳細は JSPEN

ホームページ[1] 参照）．医師はこうした教育を受け，NST による適切な栄養アセスメントと栄養サポートが患者の治療を支えることを自覚し，リーダーとして NST をまとめるとともにスタッフを指導し，常に栄養療法を学ぶ姿勢をもつ必要がある．

[くわしくは] ☞『静脈経腸栄養ガイドライン（第 3 版）』p4

文　献
1) 日本臨床栄養代謝学会ホームページ<https://www.jspen.or.jp/202211
   nstddseminar/>（2023 年 2 月閲覧）

❻ 歯科医師の役割

歯科医師に期待される役割

- ☐ 歯・口腔疾患の診断と治療
- ☐ 口腔衛生管理
- ☐ 口腔機能低下症の評価・訓練
- ☐ 周術期等口腔機能管理
- ☐ 口腔の健康に関する啓発

解　説

　栄養サポートチーム加算に歯科医師の参加は義務づけられていないが，平成 28 年の診療報酬改定で NST への歯科医師の参加による「歯科医師連携加算」が認められた．NST に歯科医師が参加することでの口腔環境および機能の改善により，経口摂取の増加や，栄養摂取量が増加するなどの栄養管理上の大きな効果が期待されてのものである．

　歯科医師と他職種との連携の効果として代表的なところでは，周術期等口腔管理による治療合併症の減少や在院日数の短縮，QOL の改善などが挙げられる．また，歯科衛生士とともに行う歯科治療中口腔衛生管理，オーラルフレイルの評価や訓練などの診療を通じて病院や地域，施設の栄養サポートに貢献することができる．さらに啓発活動による口腔の健康に対する意識向上も重要な役割の 1 つである．

❼ 歯科衛生士の役割

最良の栄養療法は経口摂取といわれています. 歯科衛生士は, 経口摂取を担う「口腔を護る」という重要な役割を担っています.

📝 歯科衛生士に期待される役割

- □ プラークコントロール（口腔介入による感染制御, 予防）
- □ 経口摂取に向けた口腔へのアプローチ
- □ 誤嚥性肺炎予防
- □ 歯科治療支援
- □ 歯科保健指導（口腔清掃支援, 介助による口腔管理等も含む）

💎 解 説

口腔の問題はとかく見逃されることが多い. 入院患者や要介護高齢者においては, 様々な要因から口腔状態が容易に廃絶に陥ることもあり, 新たな疾患を引き起こす要因となる. また, 口腔の問題は, 低栄養, 嚥下障害, ADL, 在院日数, 自宅退院, 院内死亡に関連し, リハビリテーションの転帰にも波及する. 口腔の問題をプライマリケアの一部として取り入れていくために歯科衛生士は重要な存在となっている. 日頃からの歯科との連携は患者の ADL, QOL に直結し, 医療の要となる. 歯科衛生士との連携をぜひ強化してもらいたい.

❽ 臨床検査技師の役割

臨床検査技師の大きな役割は, 適切な臨床検査の実施とその情報提供です.

📝 臨床検査技師に期待される役割

- □ 栄養療法が必要な症例の抽出（スクリーニング, アセスメント）
- □ 対象症例の適切な検査および検査内容についての助言
- □ 症例の検査データ管理
- □ 栄養評価に関する検査の情報提供
- □ 新しい知識の習得と啓発

💎 解 説

現在, 様々な栄養スクリーニング法が使用されている. そのなかで

も CONUT（Controlling Nutritional Status）スコア（p16参照）は臨床検査データのみを用いる方法で，客観的なスクリーニング法として臨床検査技師が担うことができる．また，アセスメントとして血清タンパク，炎症マーカー，窒素平衡，微量元素およびビタミンなどの検査実施と結果の提供だけでなく，栄養療法を実施している症例の検査実施のタイミングや追加検査の助言，検査結果のモニタリングは臨床検査技師が率先して実施すべきである．栄養評価に関する検査項目の解釈，施設ごとの状況をふまえた適切な検査項目の選択，新しい検査方法の情報提供も臨床検査技師の役割である．

❾ 理学療法士（PT）の役割

日本において，栄養サポートチーム加算の条件に PT の参加は必須となっていません．しかし，昨今の栄養管理において，PT の役割の重要性は高まっています．

📝 PT に期待される役割

☐ 身体機能を中心とした栄養評価の実施
☐ サルコペニア・フレイル・悪液質の予防・改善
☐ ADL・QOL の維持・改善

💎 解 説

　理学療法の中核を担う運動療法や，身体機能・ADL 改善に伴う身体活動量向上により，エネルギー代謝が亢進するため，適切な栄養管理を行わなければ栄養障害やサルコペニアを助長する可能性がある．一方で，骨格筋量を増やすためには十分なたんぱく質摂取のみでは不十分であり，運動療法の併用が必要である[1]．また，肥満に対してはエネルギー制限単独ではサルコペニアを助長するおそれがあるため，レジスタンストレーニングや有酸素運動を組み合わせた運動療法が有用である[2]．以上のことから，理学療法を行っている患者に対し，エネルギー・たんぱく質・脂質それぞれの代謝に応じた栄養摂取の調整を，NST を中心とした多職種と連携し適切な栄養管理につなげることが重要である．

文　献
1) Dickinson JM et al : Exerc Sport Sci Rev **41** : 216-223, 2013
2) Trouwborst I et al : Nutrients **10** : 605, 2018

⑩ 作業療法士（OT）の役割

📝 OT に期待される役割

- [ ] 個々の目標に応じた活動量・エネルギー量の提案
- [ ] 栄養状態を考慮した運動療法・ADL の実施
- [ ] 残存機能で行える食事動作・食環境の指導（姿勢調整，食器・食具の選定）
- [ ] 在宅生活における効率的な調理方法の指導・提案

💎 解 説

　OT は，患者の入院・入所中の生活だけでなく，今後予測される生活までを総合的に考え，具体的な活動量や必要なエネルギー量を提案し，患者がその活動や生活の獲得を目指して主体的に取り組めるよう支援する．認知症や高次脳機能障害による摂食行為の障害に対しては，姿勢調整や食具・食環境の調整を行い，残存機能を生かして摂食行為が行えるよう支援する．また，配食サービスや半調理食品の利用，身体能力や耐久性に応じた動作や動線の指導等，効率的な調理方法の提案を行う．指導の際には，患者の性格や家族関係，経済力，調理の習慣等，個別性を考慮して対応を行う．

⑪ 言語聴覚士（ST）の役割

📝 ST に期待される役割

- [ ] 摂食嚥下機能の評価および嚥下訓練
- [ ] 高次脳機能の評価および訓練
- [ ] 摂食嚥下に関連する領域の他の専門職との連携

💎 解 説

　栄養療法において ST は，摂食嚥下リハビリテーションの領域および高次脳機能障害の領域においてその専門性を発揮できる．摂食嚥下障害は低栄養のリスク因子である．ST は患者の摂食嚥下機能を評価し予後予測することで栄養ルートの決定にかかわる情報を提供可能であり，摂食嚥下機能の評価を通じて嚥下食の食形態を選択することができる．また，運動療法や感覚刺激，食形態や姿勢の調整を通じて摂

食嚥下機能の回復を促すことが可能である．多職種のチームで摂食嚥下機能について情報提供することで，たとえば管理栄養士にはゼリー状の栄養強化食品の提供，歯科医師には義歯調整を依頼するといった嚥下領域における ST 以外の他職種の介入を促すことができる．嚥下可能であっても認知機能の問題により経口摂取困難な患者が存在する．ST は高次脳機能障害を評価可能であり，場合によってはその対応方法を提案することができる．

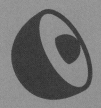

II. 基礎編 [各論]

A　呼吸器疾患（COPD）患者の栄養管理　114

B　消化器疾患（炎症性腸疾患）患者の栄養管理　122

C　腎疾患（慢性腎臓病など）患者の栄養管理　128

D　脳神経疾患（脳卒中など）患者の栄養管理　133

E　急性期・重症患者の栄養管理　140

F　周術期の栄養管理　144

G　がん化学療法中の栄養管理　151

A 呼吸器疾患（COPD）患者の栄養管理

1 COPDの診断と治療

慢性閉塞性肺疾患（chronic obstructive pulmonary disease：COPD）は主に喫煙による有害物質の吸入により気道や肺に慢性炎症が引き起こされることにより発生します．慢性炎症による末梢気道病変と気腫性病変が進行性の気流制限を発生させます．気流制限の症状として，息が吐きにくくなる呼気性の呼吸困難があります．これは末梢気道に空気が取り込まれ貯留し，肺が過膨張するエアトラッピング現象が原因です．COPDは呼気性の呼吸困難に加え，慢性炎症による咳嗽と喀痰を症状とするのが特徴です．

解 説

❶ COPDの診断と病期分類（表1）[1]

気管支拡張薬投与後に呼吸機能検査（スパイロメトリー）を実施し1秒率（FEV_1%）が70%未満であることが診断基準となっている．患者の1秒量（FEV_1）が健常な同性・同年代の何%に相当するかを表す%1秒量（%FEV_1）で病期を分類する．胸部X線・CT画像で，肺気腫が目立つ気腫型と肺気腫がわずかである非気腫型に分けられる．日本で多い気腫型は，やせ型で胸鎖乳突筋の肥厚や下肢筋肉量が少なく，栄養障害を伴い，呼吸不全による死亡が多い．

❷ COPDの治療

COPDの治療の第一原則は禁煙であり，病気の進行を遅らせることができる．急性増悪の原因は呼吸器感染であるためインフルエン

表1 COPDの病期分類

病　期	定　義
Ⅰ期　軽度の気流閉塞	%$FEV_1 \geqq 80$%
Ⅱ期　中等度の気流閉塞	$50\% \leqq$ %$FEV_1 < 80$%
Ⅲ期　高度の気流閉塞	$30\% \leqq$ %$FEV_1 < 50$%
Ⅳ期　きわめて高度の気流閉塞	%$FEV_1 < 30$%

- 1秒量（FEV_1）：最初の1秒間に吐くことができた空気の量
- 努力肺活量（FVC）：最大吸気後に最大限の努力で一気に吐き出す空気の量
- 1秒率（FEV_1%）：1秒量（FEV_1）÷努力肺活量（FVC）×100
- %1秒量（%FEV_1）＝FEV_1実測値÷FEV_1予測値×100

[日本呼吸器学会COPDガイドライン第6版作成委員会（編）：COPD（慢性閉塞性肺疾患）診断と治療のためのガイドライン，第6版，日本呼吸器学会，p53，2022より許諾を得て転載]

ザ・肺炎球菌ワクチン接種が推奨されている．薬物療法では抗コリン薬，β_2 刺激薬が単剤あるいは併用して用いられる．低酸素血症（$PaO_2 < 60\,mmHg$）では酸素療法が適応となり，高二酸化炭素血症を認める場合は非侵襲的陽圧換気療法（noninvasive positive pressure ventilation：NPPV）の適応となる．薬物療法や酸素療法に加え，運動療法などのリハビリテーション，患者教育や栄養療法，心理社会的サポートを包括的に実施し定期的な評価をすることで，呼吸困難の低減や運動耐容能の向上など健康関連 QOL の改善が期待できる．

［くわしくは］☞『JSPEN テキストブック』p526-527

文　献

1) 日本呼吸器学会 COPD ガイドライン第 6 版作成委員会（編）：COPD（慢性閉塞性肺疾患）診断と治療のためのガイドライン，第 6 版，日本呼吸器学会，p53，2022

Ⅱ
A
呼吸器疾患（COPD）患者の栄養管理

❷ COPD の栄養障害の原因と特徴

COPD の栄養障害の原因はエネルギー消費量の増大とエネルギー摂取不足です．また COPD は閉塞性換気障害や肺過膨張により呼吸に要する安静時エネルギー消費量（resting energy expenditure：REE）の増大を認めます．

💎 解　説

❶栄養障害の原因

　COPD は慢性的な炎症を有する疾患であり，インターロイキン（IL）-6 や腫瘍壊死因子（TNF）-α などの炎症性サイトカインが関与している．炎症性サイトカインは代謝亢進に加え，骨格筋や体脂肪を異化させるため，脂肪量（fat mass：FM）や除脂肪体重（lean body mass：LBM）が減少する．炎症時に活性化されるエピネフリンなどの異化を助長する内分泌ホルモンも増加する．呼吸困難に加え肺過膨張による腹部膨満によりエネルギー摂取量が減少する．摂食抑制因子であるレプチンや促進因子であるグレリン，オレキシンなどの分泌動態の異常もエネルギー摂取量の減少に関与している．COPD では様々な原因が複合的に関与してエネルギーインバランスを起こし，栄養障害の増悪を繰り返し低栄養となる．

❷栄養障害の特徴

　安定期では血清アルブミン値の低下は認めないが，プレアルブミンのような rapid turnover protein の低下を認める．血漿アミノ酸分画では分岐鎖アミノ酸（BCAA）の低下を認める．日本で多い気腫型の COPD 患者はエネルギーとたんぱく質の両方が不足するマラスムス型の栄養障害が特徴である．加齢に伴う筋肉量の減少や筋力の低下を特徴とするサルコペニアを合併した COPD 患者も近年増加傾向にある．

[くわしくは] ☞『JSPEN テキストブック』p527-528

❸ COPD の栄養障害に対する栄養療法と食事指導

COPD は呼吸困難や乾性咳嗽により呼吸筋酸素消費量が増大し, 多くのエネルギーを消費します. 症状により食欲や食事摂取量が減少しやすくなり, 体重減少, 筋力低下が起こるため早期からの栄養療法開始が必要とされます. また, 食生活の欧米化により肥満患者が増大しており, 内臓脂肪の蓄積により肺機能低下が進行するため, 脂肪量の減少と筋肉量の増加が望まれます.

 実施手順

❶栄養アセスメント (表1)

□ 栄養評価は身体計測値を重視する. 特に体重減少を確認する (p4 参照).

□ 食習慣, 食事摂取量を確認する (p11 参照).

□ 食事摂取時の臨床症状の有無を確認する (p35 参照).

❷栄養投与の決定 (表2)

□ 安静時エネルギー代謝の亢進を考慮し, 予測安静時エネルギー消費量 (REE) の 1.3〜1.7 倍のエネルギーを投与する.

表1 推奨される栄養評価項目

必須の評価項目	• 体重 (%IBW, BMI) • 食習慣 • 食事摂取時の臨床症状の有無
行うことが望ましい 評価項目	• 食事調査 (栄養摂取量の解析) • 簡易栄養状態評価表 (MNA®-SF) • %上腕囲 (%AC) • %上腕三頭筋部皮下脂肪厚 (%TSF) • %上腕筋囲 (%AMC : AMC＝AC－π×TSF) • 体成分分析 (LBM, FM など) • 血清アルブミン • 握力
可能であれば行う 評価項目	• 安静時エネルギー消費量 (REE) • rapid turnover protein (RTP) • 血漿アミノ酸分析 (BCAA/AAA) • 呼吸筋力 • 免疫能

[日本呼吸器学会 COPD ガイドライン第6版作成委員会 (編):COPD (慢性閉塞性肺疾患) 診断と治療のためのガイドライン, 第6版, 日本呼吸器学会, p81, 2022 より許諾を得て転載]

表 2 栄養・食事療法のガイドライン

対象	栄養障害	%IBW：90％未満，栄養療法：望ましい（軽度栄養障害）
	呼吸不全	%IBW：80％未満，栄養療法：必須（中等度栄養障害）
方法	普通食	＋経口栄養剤　300〜600 kcal/日 分岐鎖アミノ酸　16 g/日
	経管栄養	2,000〜2,500 kcal/日 分岐鎖アミノ酸　16 g/日
	経腸栄養剤の選択	著しい高炭酸ガス血症：高脂質含経腸栄養剤 安定期：標準的な経腸栄養剤
	期間	最低 3 ヵ月継続
	エネルギー量	目標値：予測 REE×1.3〜1.7
	ビタミン，ミネラル	リン，カリウム，カルシウム，マグネシウム，ビタミン D

[日本呼吸器学会 COPD ガイドライン第 6 版作成委員会（編）：COPD（慢性閉塞性肺疾患）診断と治療のためのガイドライン，第 6 版，日本呼吸器学会，p111-113，2022 および『静脈経腸栄養ガイドライン（第 3 版）』p274-279 を参考に作成]

☐ 呼吸商を考慮する（糖質エネルギー比 50％，たんぱく質エネルギー比 15〜20％，脂質エネルギー比 30〜35％）

❸食事の工夫

☐ 6 回食などの分食とし，1 回の食べる量を減らす．

☐ 少量多品目とし，高エネルギー，高たんぱく質食品を考慮する．

☐ 食べられない場合は，栄養補助食品などを利用する．

解 説

　安定期の COPD 患者では緩徐に進行するマラスムス型栄養障害の形をとることが多く[1]，血清アルブミンは低値を示さないことが多いため栄養評価では身体計測値を重視する．BMI の低下は COPD の死亡率に対する独立したリスク因子で[2]，早期から栄養療法を開始することが重要であり，％理想体重（％IBW）90％未満の症例は栄養療法の適応となる．また％IBW が 80％未満の症例や進行性の体重減少を認める症例は，栄養療法の絶対的な適応である．

　COPD 患者では消化管に問題がある症例は少ないため，生理的で合併症の少ない経口，経腸栄養法が第一選択となる．エネルギーや栄養素の摂取不足の場合にはその是正を行う．栄養障害に対しては高エネルギー，高たんぱく質の指導が基本であり，筋タンパク質の異化を

防ぐ分岐鎖アミノ酸（BCAA）を多く含む食品の摂取が推奨される.リン, カリウム, カルシウム, マグネシウムは呼吸筋の機能維持に必要であり, 特にリンの摂取が重視される[1].

COPD 患者は二酸化炭素を排出する機能が低下しており, 二酸化炭素の産生と貯留が亢進することで呼吸不全を起こすため, 呼吸商の低い栄養素が望まれる（炭水化物 1.0, たんぱく質 0.8, 脂質 0.7）.

$$呼吸商 = \frac{単位時間あたりの\ CO_2\ 排出量}{単位時間あたりの\ CO_2\ 消費量}$$

少量頻回の経口摂取は, 食後の呼吸困難や腹満感を避けることができ有効である.

［くわしくは］☞『JSPEN テキストブック』p528-529

☞『静脈経腸栄養ガイドライン（第 3 版）』p274-279

文　献
1) 日本呼吸器学会 COPD ガイドライン第 6 版作成委員会（編）：COPD（慢性閉塞性肺疾患）診断と治療のためのガイドライン, 第 6 版, 日本呼吸器学会, 2022
2) 田中弥生：日呼吸ケアリハ会誌 25：345-349, 2015

❹ COPD における栄養療法と運動療法の コンビネーションセラピー

COPD は慢性的な経過や急性増悪により，栄養障害やサルコペニアを呈しやすいため，適切な栄養療法と運動療法のコンビネーションセラピーが重要です．

💎 解 説（図1）

　栄養障害は COPD 増悪の要因の1つであることに加え，特徴的な病態である閉塞性換気障害による呼吸苦や全身性炎症が異化亢進，エネルギー摂取量低下の要因となる．このように，COPD の病態と栄養障害は負の循環を呈し，サルコペニアや身体機能低下を招き予後の悪化につながる．

　COPD に対するリハビリテーションの目的は，運動耐容能や ADL，QOL，身体活動性の改善であり，その中核を運動療法（有酸素運動やレジスタンストレーニング）が担っている[1]．運動時には骨格筋から様々なサイトカイン（マイオカイン）が産生され，特に運動誘発性のインターロイキン（IL）-6 は筋タンパク同化や抗炎症作用に影響することがわかっている[2]．

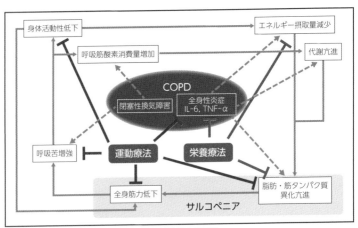

図1　COPD とサルコペニア（負の循環と対策）
➡：影響，┅▶：COPD による影響，⊣：抑制

　欧州呼吸器学会のCOPDにおける栄養評価と治療のステートメントでは，栄養療法介入は低栄養の場合に効果があり[3]，分岐鎖アミノ酸（BCAA）のなかでもロイシンは，タンパク合成を制御しているmTOR（mammalian target of rapamysin）1を特に活性化する．また，n-3系多価不飽和脂肪酸やホエイペプチドは抗炎症や抗酸化ストレス作用を有する．また，栄養療法単独よりも，運動療法との組み合わせが最も効果的とされている[3]．近年では，運動療法と栄養療法の併用によるタンパク質同化作用と全身性炎症の抑制効果が注目されており，その結果体重・筋肉量の増加や運動耐容能の改善，QOL改善が期待できる[4]．

[くわしくは] ☞『JSPENテキストブック』p531-532

文　献
 1) 石川　朗ほか：15レクチャーシリーズ 理学療法テキスト内部障害理学療法学 呼吸，第3版，石川　朗（総編），中山書店，2022
 2) Severinsen MCK et al：Endocr Rev **41**：594-609, 2020
 3) Schols AM et al：Eur Respir J **44**：1504-1520, 2014
 4) Aldhahir AM et al：Chron Respir Dis **17**：1479973120904953, 2020

B　消化器疾患（炎症性腸疾患）**患者の栄養管理**

① 炎症性腸疾患の病態と栄養障害の特徴

炎症性腸疾患である潰瘍性大腸炎（ulcerative colitis：UC）や Crohn（クローン）病（Crohn's disease：CD）は消化管に潰瘍やびらんを生じる原因不明の慢性炎症性疾患です．その病態の相違から，栄養障害も特徴を有するため，病態を理解することが栄養療法に重要となります．

解説

Crohn 病：口腔から肛門までの消化管のあらゆる部位に病変が出現し，腸管全層性の炎症を特徴とし，慢性的な栄養障害をきたすことが多い．特に小腸病変を有する Crohn 病では，消化吸収障害からの必須脂肪酸・脂溶性ビタミン・微量元素（亜鉛，セレンなど）欠乏，骨代謝異常などの多彩な栄養障害を引き起こす．治療の中心はインフリキシマブやアダリムマブ，ウステキヌマブ，ベドリズマブなどの様々な薬物療法に加え，栄養療法の併用が寛解導入・維持に有用である[1]．ただし食事性因子，特に未消化のタンパク抗原や脂肪が腸管粘膜炎症を増悪させるため，成分栄養剤（elemental diet：ED）が活動期 Crohn 病の治療として広く施行されている．一方，狭窄や瘻孔，高度な腸管炎症を伴う場合では，抗炎症治療として絶食の意義もあるため，中心静脈栄養法が必要となる場合もある．

潰瘍性大腸炎：直腸から連続性にびらんや潰瘍を形成する疾患で炎症の首座は腸管粘膜に存在する．その病態は大腸に限局されるため，Crohn 病で認める必須脂肪酸・脂溶性ビタミン・微量元素などの欠乏は，潰瘍性大腸炎ではまれとなる．治療の基本は薬物療法が中心となり，栄養療法による寛解維持療法への有用性は一般的に認めておらず，経口摂取に伴う下痢・下血・腹痛症状の増悪などを認めるときは，絶食・中心静脈栄養法を施行する．

Crohn 病とともに潰瘍性大腸炎は，慢性炎症性疾患であり，安静時エネルギー消費量が健常成人と比較し増加することが報告されていることから[2]，十分な栄養補充が必要となる．

[くわしくは] ☞『JSPEN テキストブック』p403-404

文　献
1) Yamamoto T et al：Aliment Pharmacol Ther **30**：99-112, 2009
2) Sasaki M et al：J Clin Biochem Nutr **47**：32-36, 2010

❷ 炎症性腸疾患患者の栄養状態の評価

炎症性腸疾患におけるエネルギーバランスの評価点，有用な栄養スクリーニングツール指標など，栄養状態の評価における着眼点について解説します．

 実施手順

❶エネルギーバランスの評価
□ 摂食状況の確認
□ 症状（排便回数や血便の程度）
□ 消化管障害の評価（範囲と程度，狭窄・瘻孔の有無）
□ 代謝亢進の有無（可能なら間接熱量測定）
❷栄養スクリーニング評価
□ 栄養アセスメントツール（SGA，NRS-2002 など）
□ 血清アルブミン値
□ 体組成の評価

💎 解 説

　炎症性腸疾患患者の栄養状態の評価は種々の検査を組み合わせて実施する．炎症性腸疾患では消化管に慢性炎症をきたし，経口摂取不良，炎症によるエネルギー消費量の増加，消化吸収障害，タンパク漏出，異化亢進などの要因が複合的に関与することでタンパクエネルギー低栄養状態（protein energy malnutrition：PEM）をきたしやすい．よって，摂食状況の確認，排便回数や血便の程度などの症状，消化管障害の状態（範囲と程度，狭窄・瘻孔の有無），代謝亢進の有無などを確認し，エネルギー消費量と投与量の不均衡をきたさないように適切に栄養サポートを行うことが重要となる．

　現状のエネルギーバランスを確認するとともに栄養スクリーニングツールや血液生化学検査，体組成などから栄養状態を把握する．なかでも入院時のアルブミン（Alb）値は必ずチェックする．Alb 値やAlb 値をパラメーターとして含む栄養指標である小野寺の Prognostic Nutritional Index（PNI）は長期入院や腸管切除などの予後因子との関連が示唆されている．栄養スクリーニングツールとしてはSubjective Global Assessment（SGA）（p2 参照），もしくは Nutritional Risk Screening 2002（NRS-2002）（p206 参照）を用いて評価する．これらの栄養スクリーニングツールは 28 日以上の長期入院との関連

Ⅱ
B

消化器疾患（炎症性腸疾患）患者の栄養管理

が示唆されている[1].

　また，体組成の評価も予後予測の観点からは重要である．入院を要した潰瘍性大腸炎やCrohn病患者における入院時の筋肉量の減少は血清Alb値よりも強く，長期入院やその後の腸管切除のリスク因子となることが明らかとなっている[2].　さらにCrohn病では皮下脂肪と比較した内臓脂肪量が多い患者において腸管切除リスクが有意に高くなる[2].　Crohn病では炎症部に腸間膜脂肪織の増生を認めることが知られているが，これらを切除することが術後再発抑制に寄与することが報告されている[3].　内臓脂肪にはこれらの腸間膜脂肪織も含まれると考えられ，また，内臓脂肪は腫瘍壊死因子（TNF）-αなどのアディポカインの産生源であることから病態形成に影響を与えていると考えられる.

[くわしくは]　☞『JSPENテキストブック』p403-407
☞『静脈経腸栄養ガイドライン（第3版）』p289-292

文　献
1) Takaoka A et al : Ann Nutr Metab **71** : 266-272, 2017
2) Bamba S et al : Inflamm Bowel Dis **27** : 1435-1442, 2021
3) Coffey CJ et al : J Crohns Colitis **12** : 1139-1150, 2018

③ 炎症性腸疾患患者の栄養管理

Crohn 病では，栄養療法は薬物療法とともに内科治療の大きな柱であるのに対して，潰瘍性大腸炎では薬物療法が主体であり，栄養療法は支持的な位置づけにとどまります．本項では，炎症性腸疾患患者におけるエネルギー必要量の算定方法や投与方法についてコツとピットフォールをふまえ解説します．

実施手順（栄養投与量の設定）

- □ 現体重（body weight：BW）を用いる場合，34 kcal/kg（BW）/日を基本とする．
- □ 理想体重（ideal BW：IBW）を用いる場合，Crohn 病では 29～30 kcal/kg（IBW）/日，潰瘍性大腸炎では中等症で 28 kcal/kg（IBW）/日，重症では 32 kcal/kg（IBW）/日が目安となる．
- □ たんぱく・アミノ酸投与量は体重あたり 1.2～1.5 g/日に設定する．
- □ 重症度に応じて栄養投与ルートを選択する．7 日以上の絶食が見込まれる場合は中心静脈栄養法を考慮する．
- □ Crohn 病，潰瘍性大腸炎ともに飽和脂肪酸やトランス脂肪酸，食品添加物の乳化剤や人工甘味料，マルトデキストリン，二酸化チタンなどを避けることが勧められる．

解説

❶エネルギー必要量の算定

　エネルギー投与量を設定する際にはエネルギー必要量の推定が必要となる．疾患による代謝亢進や活動度などを含めた総エネルギー消費量（TEE）は二重標識水法で可能ではあるものの日常臨床での測定は行われておらず，一般的には 25～30 kcal/kg(IBW)/日で算出するか，Harris-Benedict 式から推定される基礎エネルギー消費量（BEE）にストレス係数と活動係数を乗じて求められる（**図 1**）．

　当院では間接熱量計を用いて測定される安静時エネルギー消費量（REE）に活動係数を乗じて TEE を算出し，潰瘍性大腸炎や Crohn 病における必要エネルギー量を推定してきた．筆者らの検討からは現体重で補正した REE/BW を代謝亢進の指標とした場合，入院患者における REE/BW は潰瘍性大腸炎，Crohn 病ともに 26.3 kcal/kg（BW）/日であり，離床可能な場合，活動係数の 1.3 を乗じると TEE は 34 kcal/kg(BW)/日と算出された[1]．理想体重を指標とした場合，

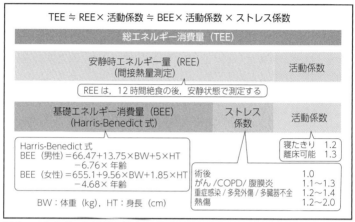

図1 エネルギー必要量の算定

潰瘍性大腸炎では中等症で 28 kcal/kg(IBW)/日，重症では 32 kcal/kg(IBW)/日，Crohn 病では 29〜30 kcal/kg(IBW)/日が目安となる[1]．

たんぱく質投与量に関して欧州臨床栄養代謝学会（ESPEN）のガイドラインでは，活動期には 1.2〜1.5 g/kg/日と多めの投与量が推奨されている[2]．特に入院で中心静脈栄養法を実施する際にキット製剤を用いる場合は，アミノ酸製剤を追加することでアミノ酸投与量を増加させる．

❷栄養療法の実際

1）中心静脈栄養法（TPN）

1 週間以上の絶食が必要と考えられる場合は TPN を選択する．TPN 用キット製剤の非タンパクカロリー/窒素比（NPC/N 比）は 150 程度であり，アミノ酸の輸液製剤を追加し，NPC/N 比を 120〜150 程度にする．低体重の症例ではブドウ糖の投与速度の上限である 5 mg/kg/分を超えないように，脂肪乳剤を適宜併用する．

2）末梢静脈栄養法（PPN）

中等症で，1 週間程度で食事が開始できると予想される場合には，PPN の適応となる．この場合，アミノ酸・ビタミン B_1 加総合電解質液に脂肪乳剤も併用する．

3）経腸栄養法

潰瘍性大腸炎：軽症や中等症に対して，腸管安静，補助療法として半消化態栄養剤を含めた経腸栄養法が可能である．成分栄養剤（ED）

の使用も可能であるが，比較的浸透圧が高く下痢症状には注意する．

Crohn 病：ED は活動期 Crohn 病の治療として広く用いられる．生物学的製剤である抗 TNF-α 抗体製剤との併用で，抗 TNF-α 抗体製剤の二次無効を予防する効果が報告されている．しかし，これらの効果を発揮するには少なくともエレンタール® として 3 パック（900 kcal/日）の摂取（ハーフ ED と呼ばれる）が必要とされる．

ED を投与するうえでの注意点として，ED にはセレンなどの微量元素が含有されていないという点がある．TPN の微量元素製剤にもセレンは含有されておらず，TPN や在宅経腸栄養法を長期に継続する際にはセレン値の測定を行い，欠乏症にはセレン製剤（アセレンド®）の追加を適宜行う．

4) 食事療法

近年，国際炎症性腸疾患研究会議（International Organization for the Study of Inflammatory Bowel Disease：IOIBD）から食事のガイダンスが報告されている[3]．Crohn 病，潰瘍性大腸炎ともに飽和脂肪酸やトランス脂肪酸，食品添加物の乳化剤や人工甘味料，マルトデキストリン，二酸化チタンなどを避けることが推奨されている．

炎症性腸疾患患者では動物性脂肪や刺激物など，腸管に刺激性のある食品は控えめにする．Crohn 病の場合，寛解期の食事は低脂肪食（30 g/日程度）が勧められる．プレバイオティクス，プロバイオティクスは寛解維持や臨床症状の改善に有効とされており，水溶性食物繊維には抗炎症作用も期待できる．そのため，食物繊維を制限する必要はない．Crohn 病で腸管に狭窄を認める場合，水溶性食物繊維は制限する必要はないが，不溶性食物繊維の摂取を控えめにする．

[くわしくは] ☞『JSPEN テキストブック』p403-407
☞『静脈経腸栄養ガイドライン（第 3 版）』p289-292

文 献
1) Takaoka A et al：J Clin Biochem Nutr **56**：208-214, 2015
2) Forbes A et al：Clin Nutr **36**：321-347, 2017
3) Levine A et al：Clin Gastroenterol Hepatol **18**：1381-1392, 2020

II
B
消化器疾患（炎症性腸疾患）患者の栄養管理

C 腎疾患（慢性腎臓病など）患者の栄養管理

❶ 腎疾患の病態と栄養障害の特徴

腎臓は，老廃物の排泄，水・電解質・酸塩基平衡の調節，血圧・骨代謝・造血の調整を行い，生命維持に必須の臓器です．代表的な腎疾患である腎不全では，生体内物質の過剰や欠乏により栄養障害をきたしやすくなります．

✧ 解　説

腎疾患の病態：主な病態としては，①急性腎不全（acute renal failure：ARF）または急性腎障害（acute kidney injury：AKI），②保存期（透析導入前）慢性腎臓病（chronic kidney disease：CKD）・慢性腎不全（chronic renal failure：CRF），③透析期 CKD［維持血液透析（HD），腹膜透析（CAPD）］，に大別される．病態により栄養代謝障害・栄養療法は異なるため，栄養管理を行う際には対象となる患者が現在どの病態となるのかを把握しておく．そのうえで各病態の栄養療法の特徴を十分に理解し，時期を逃すことなく介入していく．

腎不全の栄養管理の要点：腎疾患の治療において，栄養療法は有用な役割を担う．特に腎不全患者の体タンパクエネルギーの枯渇は protein energy wasting（PEW）と呼ばれており，早期の栄養評価と適切な介入が求められている．栄養管理においては，腎機能の保護と，栄養状態の維持・改善を目指した各種栄養素の投与の両立がポイントである．特に CRF 症例では，腎疾患以外の合併症に罹患していることが多いため，それらも考慮した栄養管理が必要である．また，長く病気と付き合う慢性期の患者にとって，栄養療法は時には厳しいものとなる．ADL や QOL を加味し，継続できる栄養療法の提供を目標とする考え方も重要である．

AKI/ARF では，体タンパク異化，アミノ酸代謝異常，インスリン抵抗性増大，脂質代謝低下，抗酸化システムの停滞，炎症前駆物質の誘導，免疫低下をきたし，栄養摂取不足も生じ，低栄養に傾きやすい．

CKD では，腎不全の進行に伴い，インスリン抵抗性増大，脂質代謝異常，代謝性アシドーシス，高カリウム血症，低カルシウム血症，高リン血症，ビタミン D 活性化障害，腎性貧血，慢性炎症，タンパク異化亢進が生じる． ［くわしくは］ ☞『JSPEN テキストブック』p418-428
☞『静脈経腸栄養ガイドライン（第 3 版）』p258

❷ 慢性腎臓病（CKD）患者の栄養状態の評価

慢性腎臓病（CKD）は栄養不良が起きやすく，合併症や死亡に関連します．そのため定期的な栄養評価が重要であり，栄養摂取量の評価，栄養状態の評価がその柱となります．

 実施手順

❶栄養摂取量の評価の実際

□ 栄養摂取量の評価には，24時間思い出し法，記録法，食物摂取頻度調査法，献立別摂取割合調査法による食事摂取量調査がある．

□ 体重の変化によるエネルギー摂取量の推定が可能である．

□ たんぱく質の摂取量は，保存期CKDでは蓄尿による尿素の排泄量からMaroniの式で推定する．

□ 透析患者のたんぱく質の摂取量は，標準化タンパク異化率や標準化タンパク窒素出現率により推定する．

❷栄養状態の評価

□ 栄養状態は，主観的包括的評価（SGA）と客観的評価（ODA）がある．

□ CKDのステージによる食事療法基準があり，慢性透析患者の栄養評価は，この基準に従って行う．

✧ 解説

　慢性腎不全は栄養不良が起きやすく，合併症や死亡に関連する．近年，慢性腎臓病（CKD）や急性腎障害患者の体タンパクエネルギーの枯渇を protein energy wasting（PEW）と呼び，①血清アルブミンやトランスサイレチン，コレステロールの低値，②食事摂取量減少を伴う体重の減少，③筋肉量の減少，の3つがそろったものと定義されている．こうしたPEWの予防，進行予防のためには定期的な栄養評価が重要であり，栄養摂取量の評価，栄養状態の評価がその柱となる．CKDでは特に腎不全の進行とともにサルコペニアおよび低栄養をきたしやすいため，その誘因である低栄養，代謝性アシドーシス，炎症，糖尿病，インスリン様成長因子(IGF)-1抵抗性，成長ホルモンの分泌低下，尿毒素，活動性の低下，ビタミンD欠乏，酸化ストレスなども評価する．

　栄養摂取量の評価には，専門の管理栄養士による24時間思い出し法，記録法，食物摂取頻度調査法，献立別摂取割合調査法による食事

摂取量調査が行われる．簡便な方法としては，体重の変化でエネルギーの過不足を推定する．

　たんぱく質の摂取量は，保存期 CKD では蓄尿による尿素の排泄量から，Maroni の式（1 日のたんぱく質摂取量＝［1 日尿中窒素排泄量（g）＋0.031×体重（kg）］×6.25＋尿タンパク量（g/日））で推定する．一方，透析患者の場合は，標準化タンパク異化率（normalized protein catabolic rate：nPCR）や標準化タンパク窒素出現率（normalized protein nitrogen appearance：nPNA）でたんぱく質摂取量を推定する．いずれも透析効率に左右されることや窒素バランスが安定していることを前提とした理論的な式であることに注意が必要である．

　栄養状態の評価には，主観的包括的評価（SGA）と客観的評価（ODA）がある．欧州腎臓学会 / 欧州透析移植学会（ERA-EDTA）のガイドラインでは，65 歳以上の高齢者の CKD ステージ 3b 以降では SGA が最も信頼できる栄養評価方法であるとしている．また，慢性透析患者の栄養の評価に関しては，低栄養の指標としては p216 に挙げられる基準がある．全患者に対して年齢と透析前血清アルブミン値で低栄養のスクリーニングを行い，そこで抽出された患者に対して，nutritional risk index for Japanese hemodialysis patients（NRI-JH）によってリスク評価を行うことが推奨されている．

［くわしくは］☞『JSPEN テキストブック』p422-426

❸ 慢性腎臓病（CKD）患者の栄養管理

慢性腎臓病（CKD）患者の栄養管理は，CKD ステージによる食事療法基準をもとに患者個々の状態や病態に応じて調整します．特にサルコペニア・低栄養を呈する CKD 患者にはたんぱく制限を緩和します．

 実施手順

❶患者の状態の把握
□ 糸球体濾過量（GFR）より CKD ステージを把握する．
□ 低栄養・サルコペニアの有無を把握する．
□ 高カリウム血症の有無を把握する．
□ 糖尿病，肥満などの合併する疾患の有無を把握する．

❷エネルギーの設定
□ 標準体重（BMI=22）を用い，25〜35 kcal/kgBW/日とする．
□ 非タンパクカロリー／窒素比（NPC/N 比）を 350 以上に設定する．
□ 透析患者では 30〜35 kcal/kgBW/日とする．
□ 糖尿病，肥満の場合は個別調整を行う．

❸たんぱく質の設定
□ 食事療法基準に沿ってたんぱく質量を決定する．
□ タンパク尿が 0.5 g/日以上であれば早期からのたんぱく制限を実施する．
□ サルコペニアや低栄養を合併した患者ではたんぱく制限を緩和する．
□ 透析患者では 0.9〜1.2 g/kgBW/日とする．

✦ 解 説

　保存期 CKD における栄養療法の目的は栄養障害の是正，腎不全の進行抑制，尿毒症症状の予防・抑制である．また，透析期 CKD では低栄養の改善，合併症のコントロールによる QOL 改善，入院・防止を目的とする．

　CKD 患者に栄養管理を実施するうえで，患者の状態および CKD の重症度分類の把握が重要である．CKD の重症度分類は推算腎糸球体濾過量（eGFR）とタンパク尿・アルブミン尿の程度で決定する．また，低栄養・サルコペニア，電解質異常，糖尿病，肥満などの合併する疾患の有無を評価したうえで，栄養投与量を決定する．CKD に

$$NPC/N = \frac{\text{非タンパクカロリー (kcal)}}{\text{窒素量 (g)}}$$

$$= \frac{\text{総エネルギー量 (kcal)} - \text{たんぱく質 (g)} \times 4}{\text{たんぱく質 (g)} \times 0.16}$$

図1　NPC/N 比の計算式

おける栄養投与量は慢性腎臓病における食事療法基準 2014 年版に準拠して決定することが原則である（p217 参照）[1].

　エネルギーは標準体重（BMI = 22 kg/m²）を使用する. 保存期 CKD の場合は，25〜35 kcal/kgBW/日になるよう調整する. たんぱく制限を行う場合は，エネルギー不足になりやすく，十分なエネルギー投与下でないと，体脂肪量や筋肉量の減少などの栄養障害に陥りやすい. そのため，非タンパクカロリー／窒素比（NPC/N 比）を 350 以上に設定する（図1）. 透析患者では，30〜35 kcal/kgBW/日と保存期 CKD に比べ下限のエネルギー量が多くなっている. なお，肥満の場合には，たんぱく制限を行っている場合でもエネルギー制限を行う.

　たんぱく質は保存期 CKD において腎不全の進行を緩和する. 腎機能に応じてたんぱく制限を行うが，タンパク尿が 0.5 g/日以上であれば早期からの開始が勧められる. 0.6〜0.8 g/kgBW/日のより厳しいたんぱく制限を実施する際には，エネルギー不足に十分注意する. サルコペニア・低栄養を呈する患者では，たんぱく制限を緩和することが推奨される. たんぱく摂取量の上限としては，CKD ステージ 1, 2 では 1.5 g/kgBW/日，CKD ステージ 3 は，1.3 g/kgBW/日，CKD ステージ 4, 5 では 0.8 g/kgBW/日が上限と考えられる. 一方，透析患者ではたんぱく質摂取量は 0.9〜1.2 g/kgBW/日に調整する.

[くわしくは] ☞『JSPEN テキストブック』p418-428

文　献
1) 日本腎臓病学会：日腎会誌 **56**：553-599, 2014

D 脳神経疾患（脳卒中など）患者の栄養管理

① 脳血管障害急性期の病態

脳血管障害の患者では，意識障害，摂食嚥下障害，麻痺，高次脳機能障害など栄養管理に影響する神経症状を生じることがあります．特に摂食嚥下障害は栄養摂取に影響を及ぼすため，必ず嚥下機能評価を行います．また，糖尿病，脂質異常症などの代謝性疾患を背景にもつ場合も多く，患者背景と臨床症状を把握することが大切です．

💎 解 説

❶主な脳血管障害

脳血管障害には脳卒中，もやもや病，脳動静脈奇形などがある．一般的には脳卒中をさすことが多く，脳卒中は虚血性の脳梗塞と出血性の脳出血，くも膜下出血に大別される．発症から1，2週間を急性期といい，梗塞や出血が拡大したり脳浮腫が起こったりすることにより症状が悪化しやすい．

脳梗塞：脳血管の閉塞により脳細胞が障害される．内科的には抗血栓療法（抗凝固療法・抗血小板療法）を行うが，血管内治療による血栓回収術が行われることがある．

脳出血：高血圧などにより血管が破綻し，血腫が神経を圧迫することで症状を呈する．血腫が大きい場合，脳圧の上昇により嘔吐や意識障害を生じる．保存的には血圧管理を行うが，血腫が大きい場合は血腫除去術を行うことがある．

くも膜下出血：主に脳動脈瘤の破裂によって生じる．発症から24時間以内は再破裂しやすく，再破裂防止のためにクリッピング術やコイル塞栓術が行われる．発症後4〜14日では，脳血管攣縮によって一過性に脳動脈が細くなり脳虚血になることがある．

❷栄養管理に影響する神経障害

脳の障害部位によって多様な神経症状を呈する．栄養管理に影響する主な症状は以下のとおりである．

摂食嚥下障害：球麻痺（脳幹部の障害）や仮性球麻痺（両側性の大脳障害）によって生じる．一側性の大脳病変でも意識障害を生じ嚥下反射が障害されることもある．

麻痺：障害された大脳と反対側の顔面・上下肢・体幹に運動麻痺や知覚麻痺を生じる．顔面麻痺は摂食嚥下障害に関連し，上肢や体幹の

麻痺は食事姿勢の保持や食具の操作を阻害する.

高次脳機能障害（失行・失認・失語など）：失行では上肢の麻痺がないにもかかわらず適切に食具を使用することが困難になる．失認では障害された側の食物や食器の認識が困難になる．失語ではコミュニケーションが困難になるなど，経口摂取を阻害する.

[くわしくは] ☞『JSPEN テキストブック』p490-496

☞『静脈経腸栄養ガイドライン（第 3 版）』p282-288

❷ 脳血管障害急性期の栄養管理

脳血管障害急性期の栄養管理の目的は，現在の栄養障害の治療と，将来の栄養障害発症予防の2つです．意識障害や神経症状を生じて様々な後遺症を残すことも多いため，すべての脳血管障害患者には栄養療法の適応があります．また，急性期は時間経過とともに病状が変化するため，病期と重症度を考慮して栄養療法を計画する必要があります．

実施手順

❶病期と重症度の把握

□ **病態の把握**：前項Ⅱ-D-1 参照.

□ **併存疾患や発症前の生活歴に関する情報収集**：脳卒中の発症は突然であるため，ほとんどの場合栄養状態は良好であるが，高齢者や代謝疾患の併存下では長期経過から低栄養/過栄養となっている場合がある.

❷栄養管理の実際 （重症例は p140-143 参照）

□ **栄養評価**：病歴，身体所見，身体計測，血液生化学データなど複数の指標を組み合わせて評価する.

□ **栄養必要量の設定**

- 簡易計算法より　1 日必要量＝25〜30 kcal/kg/日　とする．または，間接熱量計による安静時エネルギー消費量（REE）の測定を考慮する.
- 簡易計算による算出では脳浮腫や人工呼吸器管理による代謝亢進が疑われる場合は高めに設定する．一方，高齢者では栄養必要量が実際の必要量より多めに算出されることが多いため，過剰投与のリスクを考慮し低めの設定から開始する.
- 病態が安定してリハビリテーションを進める時期には，運動負荷も考慮して決定する.

□ **栄養経路の設定**（**図1**）：「消化器機能に異常がなければ，経口または経腸栄養法を行う」ことが経路選択の原則である.

> ①広範な脳梗塞や重度の脳出血があり，脳浮腫進行に伴う嘔吐の危険が高い場合は，病態が安定してから，発症1週後を目安に経腸栄養法を開始する.
> ②早期に経腸栄養法が開始できない場合や，十分なエネルギー投与ができるまでに時間を要する場合には静脈栄養法を併用する.

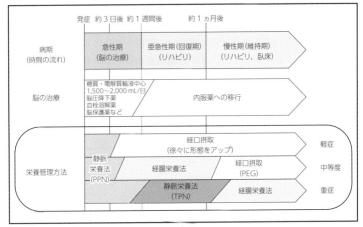

図1 脳卒中における栄養管理方法の実際

[三原千恵：脳血管障害患者の栄養管理のポイントは？　重症患者と栄養管理Q & A，第3版，東口髙志（編），総合医学社，p146-151, 2012 より引用]

③意識障害がなく病状が安定している場合は，可能な限り早期に経口摂取，経腸栄養法を開始する．ただし，意識障害の程度にかかわらず嚥下機能障害を起こしている可能性を念頭に置き，嚥下機能を評価したうえで開始する（p35-38参照）．

④障害された機能に応じたリハビリテーションを開始する．

⑤病状や機能は経時的に変化する．変化に応じて適切な栄養投与経路を選択すると同時に，各々の投与経路からの栄養投与の調整が必要となる．

⑥嚥下リハビリテーションを進めつつ，1ヵ月以上の長期に経腸栄養法が必要な場合は経皮内視鏡的胃瘻造設術（PEG）を考慮してもよい．

□ **血糖コントロール**：発症直後から脳浮腫が落ち着くまでの約1週間は神経学的予後が決定される重要な時期である．この時期の重度の低血糖は永続的な神経障害を生じるため，60 mg/dL 以下の低血糖はただちに補正する必要がある．低血糖を予防しながら高血糖を是正し 140〜180 mg/dL の範囲に保つことが望ましい．

□ **低ナトリウム血症**：脳血管障害ではナトリウム摂取不足，水の貯留，利尿薬の副作用，抗利尿ホルモン不適切分泌症候群や中枢性塩

喪失症候群などから低ナトリウム血症を呈することがある．モニターしながら適宜補正する．

✦ 解 説

　脳血管疾患において入院時低栄養状態は，入院後の感染性合併症および褥瘡発症率の上昇，平均入院日数延長，ADL 低下，死亡率上昇と関連する．そのため急性期脳血管障害の栄養管理は，現在の栄養障害の治療だけでなく，亜急性期から回復期における機能回復と密接に関連し，患者の予後に大きく影響する．特に嚥下障害は，入院後の栄養状態悪化につながることが多く，早い段階で認識し，嚥下機能評価の結果に基づいて対処することで，誤嚥性肺炎，栄養障害，脱水の発生頻度が低下したことが報告されている．

　そのため脳血管障害急性期においては，発症時の栄養状態や意識障害，機能障害の評価に基づいた適切な栄養管理を行うと同時に，予後予測を行いながらの介入が必要とされる．発症早期から多職種で情報共有し検討できるしくみをつくっておくことが望ましい．

[くわしくは] ☞『JSPEN テキストブック』p490-496
☞『静脈経腸栄養ガイドライン（第 3 版）』p282-288

Ⅱ
D
脳神経疾患（脳卒中など）患者の栄養管理

❸ 脳血管障害慢性期の栄養管理とリハビリテーション

脳卒中患者における低栄養には様々な要因が考えられます．発症前からの低栄養だけでなく，サルコペニアやフレイル，発症後の栄養状態の悪化，発症後の身体活動の低下に伴う骨格筋量の減少などが含まれます（表1）．低栄養は脳梗塞回復を阻害するだけでなく，褥瘡や尿路・呼吸器感染症など全身性合併症のリスクを高め，入院期間を延長し，死亡率を高め，医療費を増大させます．低栄養は脳卒中後の回復期～慢性期のリハビリテーションの不良のアウトカムと関連します．

 実施手順

❶定期的な栄養評価
□ 身体測定，体重変化，BMI，骨格筋量（上腕周囲長，下腿周囲長，体組成分析），筋力（握力），腹囲，浮腫の有無，消化器症状

❷身体機能や ADL の評価
□ 運動麻痺，セルフケア能力
□ 視力，視野障害，注意障害，意欲低下等による摂食障害

❸摂食嚥下機能の評価
□ 口腔衛生，機能，咀嚼，義歯の適合
□ 嚥下機能

❹併存疾患
□ 生活習慣病の管理ができているか（糖尿病，脂質異常症，高血圧，慢性腎臓病，慢性心不全，虚血性心疾患，肥満など）

✧ 解 説

　回復期の脳卒中患者において，管理栄養士が個別頻回に栄養療法を行うと，栄養状態や ADL，嚥下障害がより改善する[1]．サルコペニアを有する脳卒中患者に対してロイシン高濃度含有アミノ酸サプリメントを投与したうえで低負荷レジスタンストレーニングを施行すると，ADL が有意により大きく改善する[2]．

　脳卒中患者における骨格筋量減少は ADL 改善と負の関連があり，逆にサルコペニア患者において栄養療法で骨格筋量が増加することが ADL 改善と関連する[3]．

　回復期以降で対象となる老嚥やサルコペニアの嚥下障害のほとんどが二次性だと考えられる．そのため，脳卒中患者では神経障害による摂食障害や嚥下障害だけでなく，高齢患者のリスク因子としての老嚥

表1　脳卒中に生じやすい低栄養やサルコペニアとその診断分類

診断名	原　因
低栄養	・病前からの低栄養（高齢者，糖尿病，脳卒中の既往など） ・後遺症の影響による摂取（投与）不足（うつによる食欲低下，認知機能低下，摂食嚥下障害，視覚性無視，麻痺，失行，意識障害など） ・高度侵襲（外科的手術，呼吸器感染，尿路感染，脳室シャント感染など）
過栄養	・病前からの過栄養（肥満，生活習慣病など）
低栄養リスク	（低栄養の項目を参照）
過栄養リスク	・寝たきりによる筋肉量・活動量の低下
サルコペニア	・高齢者 ・栄養摂取不足（エネルギー，たんぱく質） ・高度侵襲（外科的手術，呼吸器感染，尿路感染，脳室シャント感染など） ・鎮静，意識障害や治療に伴う安静臥床に起因する活動量低下 ・麻痺による筋萎縮
栄養素摂取不足	・回復期における活動量増加による需要の増大 ・ビタミンD摂取不足，合成の低下（中心静脈栄養管理，屋外歩行制限による日光曝露減少） ・栄養摂取不足（エネルギー，たんぱく質，水分）
栄養素摂取過剰	・病前からの摂取過剰（エネルギー，糖質，脂質，飽和脂肪酸，塩分，アルコールなど）

やサルコペニア，低栄養による摂食嚥下障害を念頭に入れるべきである．その他，脳卒中の栄養療法の主な問題点には食物の失認等による摂食障害，運動麻痺や視野障害等による摂食障害，糖尿病や脂質異常症，慢性腎臓病，慢性心不全などの多彩な生活習慣病が含まれる．これらに対しては通常の摂食嚥下訓練に加えて椅子立ち上がり訓練などの積極的な全身運動療法や栄養療法が必要である．

[くわしくは] ☞『JSPENテキストブック』p491-494

文　献
1) Shimazu S et al : Nutrition **83** : 111091, 2021
2) Yoshimura Y et al : Nutrition **58** : 1-6, 2019
3) Nagano F et al : J Stroke Cerebrovasc Dis **29** : 105017, 2020

Ⅱ
D
脳神経疾患（脳卒中など）患者の栄養管理

E 急性期・重症患者の栄養管理

❶ 急性期栄養評価のポイントと注意点

様々な疾患において，栄養状態が治療や予後に影響することが示されています．特に重症患者では著しく異化が亢進しているため，適切な栄養管理が行われなければ急速に栄養状態が悪化します．栄養アセスメントによる毎日の栄養評価が大切です．

💎 解 説

栄養不良の厳密な定義や栄養評価の絶対的な指標は存在しない．複数の栄養指標と臨床指標を組み合わせて栄養評価を行い，患者の栄養状態を判断する必要がある．

栄養評価は原則として入院直後に全患者に対して必ず行う．このほかにも，手術前，がん化学療法や放射線治療などの侵襲的治療開始前，その治療中や治療後，感染症や褥瘡発生時などにも行う必要がある．

主観的包括的評価（SGA）は最も頻用されている栄養スクリーニングツールの1つである．評価項目は，簡単な問診と身体所見で構成されている（p2参照）．問診には，①体重の変化，②食事摂取量の変化，③消化器症状，④日常生活における活動状況，⑤問診から得られる身体状況がある．ほかにもいくつかの栄養評価ツールが栄養スクリーニングに用いられる．各スクリーニングツールの評価項目・特徴についても理解しておく．

栄養スクリーニングで栄養不良やそのリスクありと判定された患者を対象に，より詳細な栄養評価を行う．①体重減少の具体的な割合，②身体計測，③体格指数（BMI），④生化学的指標などを多角的に組み合わせて栄養状態や問題点を判断する．急性期や重症患者は循環動態が不安定であり，体組成が影響し体重増減や浮腫を認めることが多い．アルブミンなどの血清タンパクは，血管透過性が亢進している状態や脱水状態の場合，測定値は見かけ上変化するため注意が必要である．

生化学的指標は，異常値か否かだけでなく数値の推移にも注意する．特に骨格筋量の評価では，年齢や病態の程度により細胞内・外液量の変化や影響を受けることを念頭に置く必要がある．

［くわしくは］☞『JSPEN テキストブック』p475-476
☞『静脈経腸栄養ガイドライン（第3版）』p235-236

❷ 栄養管理の開始時期とその意義

栄養障害は生体機能の低下や易感染性をもたらします. 外傷, 熱傷, 重症感染症などの重症病態下における適切な栄養介入は, これらの過剰な生体反応を制御し, 予後を改善することが示されています.

📝 実施手順（重症病態の患者に栄養管理を開始するための基本的な考え方）

☐ 病態と病期を把握する.
☐ 栄養アセスメントを行う.
☐ エネルギー消費量を推定する.
☐ 静脈栄養法より経腸栄養法を優先する.
☐ 循環動態が安定し, 消化管機能に問題がなければ48時間以内の経腸栄養法を開始する.
☐ 経腸栄養法開始後1週間以内は投与量をエネルギー消費量より少なくする.
☐ 栄養障害がなく早期経腸栄養法が行える場合は, 早期の静脈栄養法は行わない.

💎 解 説

　日本集中治療医学会の「日本版重症患者の栄養療法ガイドライン」（以下, ガイドライン）[1] によると, 重症患者の病態や病期に応じた栄養管理を行うことが強く推奨されている. 重症病態下では代謝反応や異化の亢進が著しく, 適切な栄養管理が行われなければ栄養障害が急速に悪化する. 重症病態下における栄養障害の増悪は, 感染性合併症や死亡率の増加, 在院期間の延長など予後を悪化させる. この栄養障害の増悪を防ぐために, 原因となる病態や臓器の障害度を把握したうえで, 適切なエネルギー必要量や栄養基質を早期に投与するべきであるとされている.

　投与経路に関する検討では, ガイドライン[1] に記された36編のランダム化比較試験を対象としたメタアナリシスによると静脈栄養法と経腸栄養法の死亡率には有意差はなかったとしている.

　重症病態下における経腸栄養法は, 腸管内の微生物の腸管上皮を通過した他臓器への移行（bacterial translocation）による全身的な炎症反応を抑制する点で意義があると考えられている. ガイドライン[1] においても静脈栄養法と比較して経腸栄養法では感染症発生率が低い

ことが示されている.

　以上より,重症病態下においては「経腸栄養法を行うだけでは死亡率の改善には至らないが,感染性合併症を低下させる可能性がある」ことから,腸管が使える場合は経腸栄養法を開始すべきとされている.なお,その開始時期について,経腸栄養法の早期開始（24～48時間以内）が死亡率の低下,感染性合併症の低下と有意に関連することが示されている[1].

　一方で,重症病態下でも早期経腸栄養法を避けたほうがよい状態が存在する.ショック状態などの重症病態下では腸管の循環血流量の減少とカテコラミン投与による腸管の血管収縮をきたしている可能性が高い.この状況では酸素が腸管に届きにくく,経腸栄養剤を投与し,腸管の酸素需要が増加すると,非閉塞性腸管虚血（non-occlusive mesenteric ischemia：NOMI）という病態の発症リスクが上昇する.腸管虚血は死亡率が非常に高いため,この発症を回避するためにも安定した循環動態が回復するまでは経腸栄養法の開始を待つべきである.平均動脈圧が 60 mmHg 以下や,循環作動薬の増量が必要な病態下では経腸栄養法の開始は控える.経腸栄養法を開始する際は 10～20 mL/時程度の速度から開始し,残渣量や腹部膨満,腸蠕動音などを慎重に観察しながら漸増し,腸管虚血が疑われる場合はただちに投与を中止しなければならない.

[くわしくは] ☞『JSPEN テキストブック』p475-481

文　献
1) 日本集中治療医学会重症患者の栄養管理ガイドライン作成委員会：日集中医誌 23：185-281, 2016

❸ 重症病態下における栄養投与量の目標設定

本項では重症病態下の栄養療法におけるエネルギー投与の目標設定について，「日本版重症患者の栄養療法ガイドライン」[1] の内容を中心に，現時点で明らかにされていることを解説します．

💎 解 説

❶エネルギー消費量の推定はどのような方法で行うか

間接熱量計による測定：間接熱量計は酸素消費量と二酸化炭素排出量を実測するので，測定条件が整っていれば測定時のエネルギー消費量を正確に知ることができるが，測定には専用の機器を必要とする．

推定式による算出（Harris-Benedict の式（p19参照）**や 25～30 kcal/kg/ 日の簡易式）**：推定式によるエネルギー必要量の推測値は，簡便で特別な機器はいらないが，あくまで推定値として扱う．日本人の体格を考慮すると実測値より過大に算出される可能性もあるため，注意する必要がある．

❷目標エネルギー投与量をどのように設定するか

重症化以前に栄養障害がない症例：初期の１週間はエネルギー消費量より少ない投与量とする．

重症化以前に栄養障害がある症例：エネルギー負債が多くなることによる合併症増加リスクを考慮し投与量を設定する．

前項（Ⅱ-E-2）のとおり，重症病態下の栄養療法においても消化管が機能している場合は経腸栄養法を優先する．しかし，早期のうちは胃残量の増加による誤嚥の可能性が高くなり，下痢も多くなることから経腸栄養法開始時の投与量は，エネルギー消費量を超えないことが推奨されている．

経腸栄養法で投与しきれないエネルギーを静脈栄養法で補うことの是非は結論づけられていないが，重症化以前から栄養障害を認める場合や，重症化病態発症後１週間以上にわたって経腸栄養法が開始できない場合は静脈栄養法の開始を考慮すべきと考えられている．ただし，その場合も急激な栄養投与はリフィーディング症候群（p27参照）を発症するリスクが高いため，段階的な投与量の増加が望ましい．

[くわしくは] ☞『JSPEN テキストブック』p475-481

文 献
1) 日本集中治療医学会重症患者の栄養管理ガイドライン作成委員会：日集中医誌 **23**：185-281, 2016

II
E

急性期・重症患者の栄養管理

F 周術期の栄養管理

❶ 周術期の栄養状態の特徴

ほとんどのがんが治癒するためには，根治的な切除が必要不可欠です．しかしながら，局所だけにとどまる早期がんを除き，肉眼的な治癒切除を達成したとしても再発することが少なくありません．再発するがんでは，手術時に遠隔臓器に微小な転移をきたしていると推測されています．この微小転移の根治を目指した治療が補助療法（化学療法および放射線治療）です．ある程度進行したがんでは，外科的な根治切除および術前または術後の補助療法からなる集学的治療が標準治療となっています．しかしながら，周術期および術後では臨床経過が異なるため各々のフェーズにおいてチェックと対策が必要です．

 実施手順（チェックリスト）

❶周術期
- □ 手術の侵襲による炎症反応亢進の有無
- □ 食事摂取量の低下および吸収障害の有無
- □ 食欲をコントロールする内分泌系障害の有無
- □ 疼痛や発熱などの影響による運動量低下の有無

❷術後
- □ 化学療法や放射線治療等による食事摂取量の低下や吸収障害の有無
- □ 化学療法や放射線治療等による内分泌能低下の有無
- □ 化学療法や放射線治療等による運動能低下の有無

💎 解説

　近年の知見では，集学的治療に伴う周術期の体重減少や筋肉量の低下は術後合併症の発症や予後に関連することが明らかとなった．また，集学的治療に伴う周術期の体重減少や筋肉量の低下，その後の補助療法の継続性や有害事象の発現にも強く影響することもわかってきた．このため，今後は周術期の栄養状態の特徴に留意したうえで，周術期の栄養製剤や免疫栄養製剤を用いた経口摂取低下への対策や周術期の炎症抑制，運動療法の導入による運動能低下への対策が必要と考えられる．

[くわしくは] ☞『JSPEN テキストブック』p429-430
☞『静脈経腸栄養ガイドライン（第3版）』p222-229

❷ ERAS の概要

enhanced recovery after surgery（ERAS）は，科学的根拠に基づいた医療技術や知識によって術前・術後の管理を行う方法です．術前・術中・術後を通して1つ1つを計画的に実践することで，術後の合併症を抑え早期の退院や社会復帰を実現することが，ERAS 管理を行う目的の1つです．

📝 実施手順

❶術前の構成要素
- □ 術前のカウンセリング
- □ 術前腸管処置の廃止
- □ 術前後の長期間絶飲食の廃止

❷術中の構成要素
- □ 麻酔前投薬の不使用
- □ 水分およびナトリウムの過剰投与の回避
- □ 短時間作用型麻酔薬の使用
- □ 硬膜外麻酔の使用
- □ 小切開創での手術
- □ ドレーンの廃止
- □ 尿道カテーテルの早期抜去
- □ 経鼻胃管の不使用
- □ 術中の体温管理と保温

❸術後の構成要素
- □ 早期離床および歩行
- □ 経口摂取の開始
- □ 腸管運動の刺激
- □ 悪心・嘔吐の防止
- □ 非麻薬系の鎮痛薬使用
- □ 早期のカテーテル抜去
- □ 退院基準の明確化
- □ コンプライアンスおよび転帰の調査

💎 解説

これらの構成要素を活用することで，手術に伴う生体侵襲反応の最小化，周術期の身体活動性の早期自立，周術期の栄養摂取の早期自

立，周術期不安軽減と回復意欲の励起などの効果が期待できる．ERASにおける周術期の栄養管理に関する項目としては，術前の炭水化物液の投与，周術期の経口摂取，術中の水分およびナトリウムの過剰投与による腸管浮腫の軽減，術後の嘔吐の予防，術後の腸管運動の刺激である．これらの周術期の管理を行い，可能な限り腸管を使用した栄養を行うことで，術前の患者の不安感や口渇感を軽減するだけでなく，周術期の糖代謝改善や感染防御機能の改善，骨格筋萎縮の予防，体重減少の抑制が可能となり，早期術後回復と早期退院が可能となることが報告されている[1]．

［くわしくは］☞『JSPEN テキストブック』p431-433

文　献

1) Nelson G et al : Int J Gynecol Cancer **29** : 651-668, 2019

❸ 術前経口補水の意義と実践

術前経口補水は，enhanced recovery after surgery（ERAS）の一環として取り入れられるようになりました．ERAS は手術後の回復促進に役立つ各種のケアを科学的根拠（エビデンス）に基づいて統合的に導入することによって，安全性と回復促進効果を強化した集学的リハビリテーションプログラムで，2000 年代に欧州臨床栄養代謝学会（ESPEN）から提唱されたもので，この中で栄養管理について従来と大きく変わった点の 1 つが術前の絶食期間についての考えです．固形食は麻酔導入 6 時間前までの固形物摂取および 2 時間前までの飲水は誤嚥のリスクにならないことが報告されています．術前の水分摂取によって，輸液を行わなくても，脱水を避け，術前の口渇感や空腹感を軽減することができ，同時に，輸液ラインからの拘束を避けることによって患者の自由度が維持されます．

 実施手順

❶術前経口補水が推奨される対象であるか
□ 消化管狭窄がない．
□ 消化管機能障害がない．
□ 気道確保困難が予想されない．
□ 緊急手術でない．
□ リスクの高い妊婦でない（陣痛がない，胎児心拍数に異常がない）．

❷清澄水の場合
□ 補水液は水，茶，果肉を含まない果物ジュース，ミルクを含まないコーヒーなどである．
□ 麻酔導入 2 時間前までである．

❸母乳の場合
□ 麻酔導入 4 時間前までである．

❹人工乳の場合
□ 麻酔導入 6 時間前までである．

✦ 解 説

　日本麻酔科学会の「術前絶飲食ガイドライン」[1] では，全身麻酔，区域麻酔，鎮静，鎮痛を要する待機的手術患者を対象として，清澄水，母乳，人工乳・牛乳について，エビデンスに基づき推奨される術前絶飲食時間を示しているが，消化管狭窄患者，消化管機能障害患

II
F

周術期の栄養管理

者，気道確保困難が予想される患者，緊急手術患者，およびリスクの高い妊婦（陣痛のある場合，胎児心拍数に異常のある場合）などは一般的な術前経口補水の対象に含めず，患者の状態に合わせた対応を必要としている．

清澄水（水，茶，果肉を含まない果物ジュース，ミルクを含まないコーヒーなど）の摂取は年齢を問わず麻酔導入 2 時間前まで安全である．浸透圧や熱量が高い飲料，アミノ酸含有飲料は胃排泄時間が遅くなる可能性があるので注意が必要であり，脂肪含有飲料，食物繊維含有飲料，アルコールの使用は推奨できない．摂取量については，複数の研究が最大で体重あたり 10 mL あるいは無制限を採用しており，患者が飲める範囲内での摂取は可と考えられる．

母乳の摂取は麻酔導入 4 時間前まで安全である（推奨度 C）．麻酔前に母乳を投与する許容時間についてのランダム化比較試験（RCT）は不十分であり，健康な新生児と幼児では，母乳の摂取から少なくとも 4 時間以上空けることが推奨されている．

人工乳・牛乳の摂取は麻酔導入 6 時間前まで安全である（推奨度 C）．麻酔前に人工乳・牛乳を投与する許容時間についての RCT は不十分であり，新生児，乳児，小児では人工乳の摂取から 6 時間以上を，乳児，小児，成人ではヒト以外のミルクの摂取から 6 時間以上空けることが推奨されている．

術前夜からの 12 時間程度の術前絶飲食でも術後の回復が遅延することが報告されており，術前絶飲食期間の短縮は ERAS における重要項目である．これまでは，麻酔導入時および覚醒時の嘔吐に伴う誤嚥のリスクを考慮し，術前夜から絶飲食という管理方法が一般的に行われてきたが，この方法はエビデンスに乏しいことが明らかとなった．術前経口補水を行うにあたっては，麻酔科のコンセンサスを理解する必要があるため，ここでは日本麻酔科学会のガイドライン[1] に沿って概説した．清澄水については十分なエビデンスに基づいて術前 2〜3 時間までの摂取が推奨されている．一方，母乳ならびにその他の乳に関してはエビデンスが不十分であり，安全性を優先した絶食時間（母乳 4 時間，人工乳・牛乳 6 時間）が推奨されている．

［くわしくは］☞『静脈経腸栄養ガイドライン（第 3 版）』p224-225

文　献

1) 日本麻酔科学会（編）：術前絶飲食ガイドライン〈https://anesth.or.jp/files/pdf/kangae2.pdf〉（2023 年 2 月閲覧）

④ 侵襲期・非侵襲期における栄養管理

栄養療法において，エネルギー投与量の決定がまず重要ですが，周術期，特に術後早期の侵襲期にはその設定に難渋します．周術期の栄養管理は，それぞれの病態（侵襲期 / 非侵襲期）を念頭に実施します．

📝 実施手順

□ 病態の評価と栄養アセスメント
□ 熱量の決定
□ 投与経路の選択
□ 各栄養素投与量の決定
　□たんぱく質投与量
　□脂質投与量
　□炭水化物投与量
　□非タンパクカロリー / 窒素比（NPC/N 比）の確認
　□水分投与量の決定
　□ミネラル・微量元素・ビタミンの補充

💎 解 説

❶侵襲期（病状が不安定なとき）

　侵襲期にはストレスに対する生体反応として異化が起こり，糖新生などによる内因性のエネルギー供給が行われる．侵襲期の栄養投与量の決定は，この「内因性エネルギー供給」と栄養療法として投与する「外因性エネルギー供給」を合わせて計画する必要があるため難しい．また，外傷や術後では，創部やドレーンからの体外への水分や栄養素の喪失を考慮する必要がある．

　必要熱量は，間接熱量計により推定できるが，各種ガイドラインで簡易的には 25〜30 kcal/kg/日とされている．

　投与経路は，消化管が使用可能であれば早期（24〜48 時間以内）に経腸栄養法を開始する．静脈栄養法と併用することも多い．

　侵襲期の最大の消耗は，体タンパクである．特に体内で最大のアミノ酸貯蔵庫である筋タンパクの異化が亢進し，アミノ酸を遊離してエネルギー源や生命維持に必要なタンパク合成に利用される．まずたんぱく質投与量を設定するが，各種ガイドラインにその推奨量が明記されている（**表1**）．

　アミノ酸がタンパク合成に有効利用されるには適切なエネルギー基

表1　重症患者に対するたんぱく質投与量

	たんぱく質投与量（g/kg/ 日）
米国（SCCM/ASPEN）	• BMI 30 未満[*1]：1.2〜2.0 • BMI 30〜40[*1]：2.0 以上 • BMI 40 以上[*1]：2.5 以上
欧州（ESPEN）	• アミノ酸：1.3〜1.5[*2]
日本（JSPEN）[†]	• 1.2〜2.0

*1：経腸栄養法の場合，*2：静脈栄養法の場合
†：『静脈経腸栄養ガイドライン（第3版）』p237

表2　非タンパクカロリー / 窒素比（NPC/N 比）

	非侵襲期（平常時）	侵襲期	高度侵襲期
NPC/N 比*	150〜200	100〜150	80〜100

*NPC/N 比＝たんぱく質以外で投与されるエネルギー /（たんぱく質 g/6.25）

質（糖質や脂質）とともに投与される必要がある．欧州臨床栄養代謝学会（ESPEN）のガイドラインではそれぞれの栄養素のカロリー比は，たんぱく質：脂質：糖質＝20：30：50％と記載とされている（Grade C）[1]．また，非タンパクカロリー / 窒素比（NPC/N 比）がたんぱく質投与量の算出にしばしば利用される．非侵襲下では NPC/N 比は 150〜200 が適正とされているが，侵襲下では異化が亢進するためエネルギーに比して必要なたんぱく質量が増え NPC/N 比は低くなる．侵襲下では NPC/N 比が 150 を超えないように計画するが，特に ICU に入室するような重症の熱傷や外傷など高度侵襲下にある患者では 80〜100 程度が適正とされている（**表2**）．

❷非侵襲期（病状が安定しているとき）

栄養投与量の決定は，健常者の維持量に準ずる．詳細は他項に譲るが，Harris-Benedict の式などを用いて，エネルギー消費量を推定し，投与量を決定する（p18参照）．

［くわしくは］☞『JSPEN テキストブック』p208-216，p429-430
☞『静脈経腸栄養ガイドライン（第3版）』p237

文　献

1) Braga M et al : Clin Nutr **28** : 378-386, 2009

G　がん化学療法中の栄養管理

❶ がん化学（放射線）療法中の栄養状態の特徴

がん化学（放射線）療法中の栄養状態の特徴としては，がんそのものによる栄養障害と，化学療法や放射線治療などの治療関連有害事象による栄養障害の２つが主に挙げられます．

 チェックリスト

- □ がんの炎症による骨格筋組織の減少や脂肪組織の減少，体重減少の有無
- □ 化学療法や放射線治療などの治療関連有害事象による栄養障害
    - □治療に伴う食欲不振
    - □悪心・嘔吐
    - □味覚障害
    - □嗅覚異常
    - □口内炎
    - □下痢などの粘膜障害

 解　説

　がん化学（放射線）療法中は治療関連有害事象やがんの炎症に伴う経口摂取量の低下，食事形態や食事内容の変更の必要性，嗜好や味覚の変化を引き起こすなど食事への影響がきわめて大きい．このように，がん化学（放射線）療法中の栄養障害が引き起こされると，患者のADLの低下に伴い，治療関連有害事象の発現がしやすくなり，化学療法もしくは放射線治療の治療強度が低下，がんの治療コントロールが困難となり，さらに患者のADLが低下するといった負のスパイラルに陥る可能性がある．このため，がん化学（放射線）療法中の栄養状態を改善するために様々な栄養製剤を治療期間中に投与する臨床試験が行われているが，至適な栄養製剤の種類・投与方法・投与期間・投与時期などはまだ明確になっておらず，今後もさらなる検討が必要であると考えられる．

[くわしくは] ☞『JSPEN テキストブック』p457-466
☞『静脈経腸栄養ガイドライン（第３版）』p333-338

❷ 口腔粘膜炎のアセスメントと管理

がん化学療法や頭頸部放射線治療時に発生する口腔粘膜炎はいわゆる「口内炎」とは区別され，適切な評価と管理が求められます．口腔粘膜炎と栄養状態は双方で影響し合うこともあり，また口腔粘膜炎が重症化するとがん治療継続が困難になり，治療成績や予後も左右する可能性があります[1]．

実施手順

- □ （口腔粘膜炎発症前から）口腔を観察する（口腔粘膜，口腔衛生，口腔乾燥）．
- □ 疼痛部位や程度を確認し，疼痛管理を行う（疼痛管理を依頼する）．
- □ 経口摂取状況を確認し，栄養介入する（栄養管理を依頼する）．
- □ 現状と経時的な変化を患者および医療者間で共有し，患者教育やセルフケア支援を行う．
  ＜可能であれば＞
- □ 化学療法レジメンや放射線照射部位を確認する．
- □ 血算，微量元素を含めた採血データを確認する．
- □ 歯科，歯科口腔外科等の口腔診療科の介入状況を確認し，適宜依頼する．

解 説

　口腔粘膜炎が発症しにくい環境，発症時は回復を早められる環境に整えられるかが鍵である．図1のように抗がん薬や放射線が粘膜細胞を障害し，潰瘍形成して粘膜炎となる[2]．粘膜炎に感染が伴うと治癒遅延や血行感染を起こす．がん治療で口腔の粘膜はむくみやすく乾燥しやすいため，物理的にも損傷を受けやすい．損傷がなくとも重層扁平上皮は経時的に剝離し，乾燥状態ではそのまま付着し汚染源になり，それを強引に除去すると粘膜を損傷しうる．そのため肌の手入れと同様に洗口や保湿剤による潤いと粘膜をいたわった口腔ケアが必要である．患者自身も治療に参加する認識をもってもらい，患者の状態をみながら口腔ケア方法を指導し適宜介助する．口腔観察習慣と経時的変化の把握および共有のために口腔評価ツール（p207参照）を利用してもよい．

　疼痛時は非ステロイド性抗炎症薬やオピオイド，局所麻酔薬のほかに物理的に被覆保護する製品もあり，利用可能であれば検討する．並

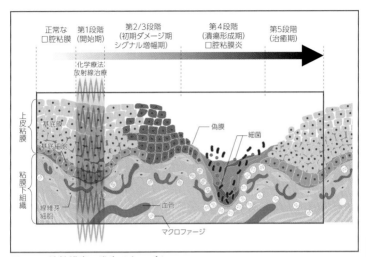

図1 口腔粘膜炎の発生メカニズム
[Sonis ST：J Support Oncol **5**（9 Suppl 4）：3-11, 2007 を参考に作成]

行して低刺激の食形態へ調整する．経口摂取量低下時は経管，静脈栄養法を併用または移行する．なお最近は通院化学療法も増え，レジメンによっては数週間後に受診ということもある．高度経口摂取不良症例の栄養介入時はリフィーディング症候群（p27 参照）も念頭に入れたほうがよいだろう．

化学療法では主に頬や口唇裏，舌縁，舌下に，放射線療法では照射部位に粘膜炎が生じる．粘膜炎を生じやすい薬剤か，放射線照射部位，さらに好発時期を確認，認識できればよりよい．

粘膜炎遷延や頻回再発するとき，もしくは消化管切除やバイパス手術等の既往がある場合は，亜鉛（銅との比も）やビタミン等の不足も考慮する．また血球低下時の粘膜炎は敗血症リスクが高まるので可能であれば血球も注意して確認していきたい．

管理が困難な場合には，重症化する前に口腔粘膜を診られる専門家の早期介入が望ましい．

［くわしくは］☞『JSPEN テキストブック』p73-85，p457-467
☞『静脈経腸栄養ガイドライン（第3版）』p17-18，p161-163，p333-335

文 献
 1) Elad S et al：Cancer **126**：4423-4431, 2020
 2) Sonis ST：J Support Oncol **5**（9 Suppl 4）：3-11, 2007

Ⅱ
G
がん化学療法中の栄養管理

❸ 悪心・嘔吐のアセスメントと管理

悪心および嘔吐は，悪性腫瘍に対する化学療法時に高い頻度で発現する非血液学的毒性の1つです．この化学療法誘発悪心・嘔吐（chemotherapy-induced nausea and vomiting：CINV）がうまく抑制されなければ，患者は化学療法を受けることに対して消極的となり，化学療法の拒否やコンプライアンスの低下を招き，化学療法による延命という恩恵を享受できなくなる可能性があります．さらにがん患者の QOL 評価においても CINV の発現が負の影響を及ぼすとの報告があります．化学療法の継続性を高め，患者の延命効果および QOL を維持するためには CINV の制御が重要です．

悪心・嘔吐発生時のチェックリスト

❶悪心の重症度分類（CTCAE v5.0）[1]

☐ Grade 1：摂食習慣に影響のない食欲低下
☐ Grade 2：顕著な体重減少，脱水または栄養失調を伴わない経口摂取量の減少
☐ Grade 3：カロリーや水分の経口摂取が不十分；経管栄養法 / 中心静脈栄養法（TPN）/ 入院を要する

❷嘔吐の重症度分類（CTCAE v4.0）

☐ Grade 1：24 時間に 1〜2 エピソード*の嘔吐
☐ Grade 2：24 時間に 3〜5 エピソード*の嘔吐
☐ Grade 3：24 時間に 6 エピソード*以上の嘔吐；TPN または入院を要する
☐ Grade 4：生命を脅かす；緊急処置を要する
☐ Grade 5：死亡

＊：5 分以上間隔が開いたものをそれぞれ 1 エピソードとする．

解 説

抗がん薬の催吐性リスクは，『制吐薬適正使用ガイドライン』[2] において，高度，中等度，軽度，最小度の 4 段階に分類される．治療の継続性を維持しつつ，がん治療を円滑に進めるためにも，催吐性リスクの適正な評価と個々の症例に応じた予防的対処を行う必要がある．高度リスクの抗がん薬による急性の悪心・嘔吐に対しては NK$_1$ 受容体拮抗薬であるアプレピタント（APR）125 mg 経口投与もしくはホスアプレピタント（FosAPR）150 mg 静脈内投与と 5-HT$_3$ 受容体拮

抗薬およびデキサメタゾン（DEX）9.9 mg 静注（12 mg 経口）の 3 剤併用が推奨される[2]．中等度リスクの抗がん薬による急性の悪心・嘔吐に対しては，5-HT$_3$ 受容体拮抗薬と DEX 6.6〜9.9 mg を静注（8〜12 mg を経口）の 2 剤併用とする．一方で，イリノテカンなどの一部の中等度リスクの抗がん薬では 3 剤併用が推奨されている．軽度リスクの抗がん薬による急性の悪心・嘔吐に対しては，DEX 3.3〜6.6 mg 静注（4〜8 mg 経口）単剤投与か，状況に応じてプロクロルペラジンもしくはメトクロプラミドも使用する．最小度リスクの抗がん薬に対しての制吐薬は基本的に不要である．

文　献

1) 有害事象共通用語規準 v5.0 日本語 JCOG 版 <http://www.jcog.jp/doctor/tool/CTCAEv5J_20220901_v25_1.pdf>（2023 年 2 月閲覧）
2) 日本癌治療学会（編）：制吐薬適正使用ガイドライン，第 2 版，金原出版，2015

❹ 下痢と消化管粘膜障害のアセスメントと管理

下痢は，糞便中の水分量が増加し水様性になった状態です．がん治療に伴う下痢は，患者の QOL を著しく低下させるだけでなく，がん治療の継続困難につながる重要な病態です．下痢が重症化すると致死的な状況に至る場合もあります．

📝 下痢発生時のチェックリスト

がん治療に伴う下痢の重症度分類には CTCAE 分類[1] を用いる．

- ☐ Grade 1：ベースラインと比べて<4 回/日の排便回数増加；ベースラインと比べて人工肛門からの排泄量が軽度に増加
- ☐ Grade 2：ベースラインと比べて 4〜6 回/日の排便回数増加；ベースラインと比べて人工肛門からの排泄量が中等度増加
- ☐ Grade 3：ベースラインと比べて 7 回以上/日の排便回数増加；便失禁；入院を要する；ベースラインと比べて人工肛門からの排泄量が高度に増加；身の回りの日常生活動作の制限
- ☐ Grade 4：生命を脅かす；緊急処置を要する
- ☐ Grade 5：死亡

💎 解説

腸管粘膜上皮細胞は分裂・増殖を繰り返している．このため，抗がん薬や放射線による障害を受けやすく，腸管粘膜上皮細胞の障害が下痢の主な原因である．また薬物療法以外にがん治療の下痢の原因として，胃切除後のダンピング症候群，開腹手術後もしくはがん性腹膜炎による腸管癒着，栄養剤投与による浸透圧性下痢，不安などの精神的要因などが挙げられる．下痢の発現時期と臨床経過は，フルオロウラシル系薬剤の投与に伴う下痢では，点滴静注後 1 週間から 2 ヵ月後に発現する．これまでの報告から下痢の発現頻度は約 10％程度である．イリノテカン（CPT-11）投与に伴う早発性下痢は，投与中あるいは投与直後に発現するが，一過性である場合が多い．一方で遅発性下痢は，投与 24 時間以降から 2 週間後にかけて出現し持続することがある．また，CPT-11 の下痢は遺伝子変異によりその発現頻度が異なることが報告されている．がん治療に伴う下痢への対策は，安静・腹部保温・食事内容の変更などの対症療法が中心である．がん薬物療法に伴う下痢では，Grade 2 以上の下痢の場合は，症状が改善するまでは薬剤を中止し，次のサイクル以降薬剤の減量を考慮する場合がある．

文　献　1) 有害事象共通用語規準 v5.0 日本語 JCOG 版 <http://www.jcog.jp/doctor/tool/CTCAEv5J_20220901_v25_1.pdf> (2023 年 2 月閲覧)

❺ 味覚障害への一般的対応

味覚障害は患者の予後には直接大きな影響を与えにくいと考えられますが，QOL を低下させ，味覚障害に起因する食欲不振は体重減少をもたらし，治療の継続や生命予後にもかかわるため注意が必要です.

📝 実施手順

- □ 「重篤副作用疾患別対応マニュアル」[1] の味覚障害の 8 分類（表1）に応じて対応する.
- □ 食前にうがいをしたり唾液の分泌を促す酸味の食品を取り入れる.
- □ 特定の味覚を感じる場合は調味料の量を調整する.
- □ 不快な味覚は避ける.
- □ 食形態を工夫する.
- □ 亜鉛欠乏に留意する.

💎 解 説

　がん化学（放射線）療法中には様々な有害事象が生じる．これに対して支持療法を行っても有害事象が発生した場合には有害事象共通用語規準（Common Terminology Criteria for Adverse Events version 5.0：CTCAE v5.0）に基づき評価し，対応する．なかでも，味覚障害は患者の予後には直接大きな影響を与えにくいと考えられるが，QOL を低下させ，味覚障害に起因する食欲不振は体重減少をもたらし，治療の継続や生命予後にもかかわるため注意が必要である．CTCAE v5.0 では，味覚障害（味覚不全）について，Grade 1 を食生活の変化を伴わない味覚変化，Grade 2 を食生活の変化を伴う味覚変化，すなわち不快な味や味の消失としている．味覚障害には，味を

表1　味覚障害の自覚症状の 8 分類

1. 味覚減退：味が薄くなった，味を感じにくい
2. 味覚消失・無味症：まったく味がしない
3. 解離性味覚障害：甘みだけがわからない
4. 異味症・錯味症：しょう油が苦く感じる
5. 悪味症：何を食べても嫌な味になる
6. 味覚過敏：味が濃く感じる
7. 自発性異常味覚：口の中に何もないのに苦みや渋みを感じる
8. 片側性味覚障害：一側のみの味覚障害

まったく感じない，または薄く感じる味覚消失のほか，特定の味だけ
を限定的に感じない解離性味覚障害，本来の味と異なる味がする異味
症，何も食べていないのに苦い味がする自発性異常味覚などがある．
これらに対して，実施手順に示したように，「重篤副作用疾患別対応
マニュアル」[1] に従い，上述したような味覚障害の自覚症状に応じて
対応する．具体的な対応としては，食前にうがいをしたり，唾液の分
泌を促す酸味の食品を取り入れる．だしや薬味，酸味，香辛料などを
効かせ，味に変化をつける．特定の味覚を感じる場合は調味料の量を
調整する．不快な味覚は避ける．あんかけなど，食形態を工夫する．
また亜鉛は舌の味覚受容体発現にも関与したり，亜鉛欠乏と味覚障害
との関係が明らかにされていることから亜鉛欠乏に留意する．

[くわしくは] ☞『JSPEN テキストブック』p458-459

文　献

1) 重篤副作用疾患別対応マニュアル<https://www.pmda.go.jp/files/000245252.
pdf>（2023 年 2 月閲覧）

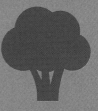

III. 応用編

[チーム医療としての栄養療法の実際]

A　入院患者への栄養療法導入　160

B　退院時の栄養指導　168

C　外来での栄養療法導入　182

D　在宅・施設での栄養療法　190

A 入院患者への栄養療法導入

❶ 入院時の栄養管理計画立案

栄養不良は疾患の重症化や合併症発生のリスクを増加させるため、入院中の栄養不良を防ぐための栄養療法は治療の有効性を高めるうえで非常に重要なことです.

 実施手順

❶準備

☐ 栄養評価や栄養投与経路の選択についての基本を学習する.

☐ 管理栄養士をはじめとして、医師、看護師、その他の医療者が協働して栄養管理を行う体制を整備する、あるいはその体制の意義を理解しておく.

☐ 栄養障害リスクに応じた介入について多職種で検討できるしくみをつくる、あるいはしくみへの参加方法を周知する.

❷入院時の計画立案

☐ 個々の患者について背景、疾患、予定されている治療など、カルテ等を用いて事前に情報収集する.

☐ 入院診療計画書またはクリニカルパスから「特別な栄養管理の有無」を確認する.

☐ 管理栄養士や栄養サポートチーム（NST）により栄養管理計画書[1]（図1）が作成される場合は、その内容を把握し、主治医、関連職種とで協働して栄養投与やモニタリングを実施する.

❸栄養管理計画立案の実際

☐ 患者本人および、家族（キーパーソン）との面談による情報収集を行う.

☐ 診療録より必要な患者情報を収集し、栄養スクリーニングを実施、入院時の栄養状態について栄養障害リスクを判定する（p2-17参照）.

☐ 予定されている治療内容が栄養状態に与える影響を予測する.

☐ 栄養スクリーニング結果や収集した情報をふまえ、栄養管理介入による目標を設定する.

☐ 管理栄養士やNSTへの依頼の必要性を判断する.

栄養管理計画書

計画作成日 ．　．

フリガナ

氏 名　　　　　　　殿　（男・女）　　　病　棟
明・大・昭・平　年　月　日生（　歳）　　担 当 医 師 名
入院日；　　　　　　　　　　　　　担当管理栄養士名

入院時栄養状態に関するリスク

栄養状態の評価と課題

栄養管理計画

目標

栄養補給に関する事項	
栄養補給量 ・エネルギー　　　　kcal　・たんぱく質　　　g ・水分　　　　　　・ ・　　　　　　　　・	栄養補給方法　□経口　　□経腸栄養　　□静脈栄養
	食事内容
	留意事項

栄養食事相談に関する事項		
入院時栄養食事指導の必要性　　□なし□あり（内容	実施予定日：　　　月　　　日	
栄養食事相談の必要性　　　　　□なし□あり（内容	実施予定日：　　　月　　　日	
退院時の指導の必要性　　　　　□なし□あり（内容	実施予定日：　　　月　　　日	

備考

その他栄養管理上解決すべき課題に関する事項

栄養状態の再評価の時期　　実施予定日：　　　月　　　日

退院時及び終了時の総合的評価

図1　栄養管理計画書
［厚生労働省：栄養管理計画書<https://www.mhlw.go.jp/bunya/iryouhoken/iryouhoken15/dl/h24_02-07-47.pdf>（2023年2月閲覧）より引用］

□ 具体的な栄養管理計画を立案する.
　　□栄養投与量の決定（p23-26 参照）
　　□投与経路の決定（p21 参照）
　　□栄養管理上の課題の抽出
　　□再評価の時期，評価項目の決定
□ 立案された計画に基づき，栄養投与やモニタリングを実施する.
□ 管理栄養士や NST により栄養管理計画書[1]（図1）が作成される場合は，その内容を把握し，主治医，関連職種と協働して栄養投与やモニタリングを実施する.

解　説

　入院中は疾患や治療の影響などにより栄養不良に陥りやすい. 栄養不良は疾患の重症化や合併症発生のリスクを増加させ，在院日数の長期化，予後不良，死亡率増加などの要因になる. 栄養不良を防ぐための栄養管理介入は入院治療を支える大きな意義がある.

　診療報酬の入院基本料施設基準では入院診療計画書の作成と合わせて，栄養管理手順の作成が定められており，入院診療計画書の「特別な栄養管理の有無」が「あり」の場合，栄養管理計画書[1]を作成する. 栄養管理計画書には，栄養補給に関する事項，その他栄養管理上の課題に関する事項，栄養状態の評価間隔等を記載することが求められている.

　入院時の栄養管理計画の作成は，管理栄養士や看護師だけでなく，栄養障害リスクに応じて NST が関与するしくみをつくっている施設もある. まずは自施設のしくみを理解することが重要である.

文　献
1) 厚生労働省：栄養管理計画書<https://www.mhlw.go.jp/bunya/iryouhoken/iryouhoken15/dl/h24_02-07-47.pdf>（2023 年 2 月閲覧）

❷ ベッドサイドチームの役割と NST

ベッドサイドには様々な職種がかかわっています．栄養療法を導入するために目標を共有して，それぞれの専門能力を発揮できるようにすることが重要です．

 実施手順

❶準備

□ 対象となる患者の身体・心理・社会的情報をそれぞれの職種の視点でアセスメントする．

□ 栄養評価と栄養計画を確認する（前項Ⅲ-A-1 参照）．

□ 栄養サポートチーム（NST）が介入することを，主治医・看護師・患者家族が理解しているかを確認する．

□ 患者への説明がなされていない場合は，主治医に説明を依頼する．

□ 他の専門チーム（緩和ケアチーム，褥瘡ケアチームなど）が介入している場合は情報を共有する．

❷各職種の役割の理解

□ 各職種の主な役割（表1）を互いに理解する（p104-112 も参照）．

□ 互いに補完し合って，それぞれの専門性を活用してチームダイナミクスを最大限に発揮する．

表1　各職種の主な役割

職種	主な役割
医師	医学的適応の判断・指導，チームのまとめ役
管理栄養士	栄養アセスメント，プラン実施の主役
薬剤師	内服，輸液の評価，プランニング
理学療法士	病態アセスメント，離床・呼吸リハビリテーションを中心とした理学療法の実施，筋力測定などをもとにした予後予測
作業療法士	病態・高次脳機能・手指の巧緻性評価，患者の趣味・願いにフォーカスを当てた能動的なリハビリテーション実施
看護師	全人的な評価，ほぼすべての栄養療法の実施・モニタリングの記録
歯科医師	口腔内評価・治療，医療職への指導
歯科衛生士	口腔内評価，ブラッシング指導および実施

表2 チームダイナミクスを最大限に発揮するための要素

1. クローズド・ループ・コミュニケーション
   （チェックバック・復唱・スリーウェイコミュニケーションと同義語）
2. 明確な指示
3. 明確な役割・責任の分担
4. 自己の限界を認識
5. 情報の共有
6. 建設的介入（意見）
7. 再評価とまとめ
8. 互いの尊重

(American Heart Association：ACLS-EP マニュアル・リソーステキスト，2017 を参考に作成)

❸ NST の実際

□ NST カンファレンスに参加して各自がもっている情報を共有する．

□ 多角的な視点でカンファレンスを行って栄養計画を決定する［臨床倫理の 4 分割シート（図1）等のツールを用いることで，多角的な視点でディスカッションを行い倫理的妥当性が高い栄養療法を選択する］.

□ 施設の感染対策基準を遵守して複数の職種でベッドサイド回診を行う．

□ 部署の看護師や担当薬剤師らの意見も集約して，実現可能な栄養療法を決定する．

□ カンファレンスの内容を施設で定められた記録媒体に記録する．

□ 患者・家族に栄養療法の内容を説明する（栄養サポートチーム加算を取得している場合は患者・家族に栄養計画ならびに栄養療法経過評価表を渡す）.

□ カンファレンス以外の日も定期的に経過をフォローして，必要時には臨時で多職種 NST カンファレンスを行って臨機応変に対応する．

💎 解 説

❶ チームの機能を発揮する

　患者・家族を含めた多職種チームの能力を最大限に発揮できるよう表2[1] に示す 8 つの要素を実践する．NST はあくまでも裏方だということを意識して，担当医や担当看護師たちが能力を発揮できるようにサポートする．

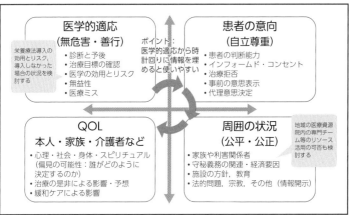

図1 臨床倫理 症例検討シート

[赤林 朗ほか（監訳）：臨床倫理学，第5版，新興医学出版社，2006 を参考に作成]

❷臨床倫理の4分割シート

　図1[2] に Jonsen の臨床倫理の4分割シートを示すが，利用する
ツールはどのようなものでも構わない．視点や経験の異なる人が集
まってカンファレンスを行う場合には，ツールを用いることが有用で
ある．

文　献

  1) American Heart Association：効果的な蘇生チームダイナミクス．ACLS EP マニュ
　　アル・リソーステキスト，バイオメディスインターナショナル，2017
  2) 赤林　朗ほか（監訳）：臨床倫理学，第5版，新興医学出版社，2006

❸ 様々な領域の医療チームとの円滑な連携のためには

現在の医療現場では，多職種のメディカルスタッフ（医療専門職）が連携しながら1人の患者の治療にあたるチーム医療が積極的に行われています．チーム医療には，栄養サポートチーム（NST）のほかにも褥瘡対策チーム，緩和ケアチーム，糖尿病ケアチーム，救急医療チーム，摂食・嚥下チーム，感染対策チーム（ICT），呼吸ケアサポートチーム，認知症ケアチーム等，様々なチームがあります．栄養療法はすべての医療の根幹であるため，他の医療チームと連携して活動している施設もあります．本項では，NSTが他の医療チームと連携を始めるうえで必要なプロセスを考えていきましょう．

実施手順

❶準備

□ 連携する医療チームの対象領域，特徴を理解する．

□ 院内の医療チームの対象（疾患，重症度など）や介入方法の取り決めを理解する．

□ 連携する医療チームの対象患者の栄養療法へのニーズを把握する．

□ 連携する医療チームとともに，双方のチームの構成メンバーがチーム活動をお互いに共有できるしくみを確立する．

□ 栄養障害リスクに応じた介入について両チームで検討できるしくみをつくる，あるいはしくみへの参加方法を周知する．

❷事例：褥瘡チームとの連携体制の整備

□ NST・褥瘡チームとともに連携する際のコアメンバー（自チームへの情報共有や相手チームとの連絡役）を決める．

□ コアメンバーを中心に褥瘡の発生要因や基本的な対策を把握し，NSTメンバーに情報を共有する．

□ 褥瘡チームの対象患者における低栄養患者の頻度を把握する．

□ 褥瘡チームの対象患者への栄養スクリーニング方法を確立する（あるいはNSTで実施している栄養スクリーニング，栄養評価がある場合には褥瘡チームの対象患者にも同じ評価を適応するしくみをつくる）．

□ 双方のカンファレンスの内容を共有するしくみを確認する，あるいは確立する．

　□電子カルテ内のテンプレートでの記録方法，記録の保存場所の共有

　　□合同カンファレンスの実施
　　□相手チームカンファレンスへの参加など
□　褥瘡チームの対象患者への栄養介入の基本や具体的な手法を相手
　　チームが理解できるような学習の機会を提供する.
□　チーム間連携の効果を評価し, よい点, よくなかった点を双方向に
　　フィードバックする機会を設ける.

 解　説

　　厚生労働省は,「チーム医療とは, 医療に従事する多種多様な医療
従事者が, 各々の高い専門性を前提に, 目的と情報を共有し, 業務を
分担しつつも互いに連携・補完し合い, 患者さんの状況に的確に対応
した医療を提供すること」と定義している[1]. 医学の進歩, 高齢化の
進行等に加えて患者の社会的・心理的な観点および生活への十分な配
慮も求められている昨今の医療現場では, 医療の質の向上や効率的な
医療サービスの提供のためにもチーム医療が推進されており, 様々な
医療チームが構成され活動している.

　　栄養療法はすべての医療の根幹であり, 他の医療チームの対象(疾
患あるいは領域)のアウトカムや治療, 患者家族の QOL にかかわっ
てくるため, NST はすべての医療チームと積極的に連携を図ること
が重要である.

　　チーム間連携も基本的には多職種連携と同じく, それぞれの専門性
の理解や, チームアプローチの実践のための明確な目標に向かって専
門的技術を効率よく提供できるような手順や環境の整備が重要であ
る. そのためにはお互いのチームでの症例の抽出方法や, アセスメン
ト, 基本的な対応への理解が必要であり, 両チームで情報を共有する
ための取り決め(コミュニケーションの手段, 電子カルテの活用, 重
症度評価方法の統一など)もあらかじめ協議しておくことが望まし
い. また, チーム間連携の活動を振り返り, その効果を検証し, 問題
点を双方向にフィードバックするための機会はコミュニケーションを
円滑にし, 両チームの医療の質の向上にも役立つだろう.

文　献
　1) 厚生労働省:チーム医療の推進について-チーム医療の推進に関する検討会報告書
　　　<https://www.mhlw.go.jp/shingi/2010/03/dl/s0319-9a.pdf>(2023 年 2 月
　　　閲覧)

B 退院時の栄養指導

❶ 自宅退院時の栄養指導

自宅退院時の栄養指導は，政策として推進されている在院日数短縮の影響もあり，入院時から検討することが重要です．患者の病態に加えて社会的環境や患者・家族の希望などを考慮して，地域と連携を図りながら最も適切な方法を選択します．本項では，成人の病態別栄養管理の代表的な 3 項目の確認ポイントを示します．

脳血管障害の場合

 実施手順

❶準備

- ☐ 在宅経腸栄養法（home enteral nutrition：HEN）と在宅静脈栄養法（home parenteral nutrition：HPN）の基本を学習する．

  [くわしくは] ☞『静脈経腸栄養ガイドライン（第 3 版）』p171-175

- ☐ 患者自身だけでなく介護者（家族を含む）から十分なインフォームド・コンセントを得る．
- ☐ 患者自身，または介護者が，在宅栄養療法の管理を確実に施行できるか否かを評価する．
- ☐ 多剤服薬による有害事象の有無を確認する．
- ☐ 在宅医，訪問看護師，訪問薬剤師，訪問管理栄養士，介護支援専門員などの医療者が協働して栄養指導を行う体制を整備する，あるいはその体制の意義を理解する．

❷自宅退院時の栄養指導の実際

- ☐ 経口摂取法で必要な栄養量が不足する場合，消化管の機能低下の有無を確認する．
- ☐ 消化機能に問題なければ経腸栄養法が行えるか確認する．
- ☐ 胃瘻造設の患者の場合，経腸栄養剤や半固形状流動食の投与手技を指導する．
- ☐ HEN のみで栄養状態の維持が困難な場合，HPN の併用を考慮する．
- ☐ 在宅環境が患者の栄養状態に与える影響を予測する．
- ☐ 退院前に嚥下機能の評価を行う．

□ 嚥下機能の評価をふまえ，栄養管理介入による目標を設定する．
　□在宅の活動量に合わせた栄養投与量の決定
　□投与経路の決定
　□在宅栄養管理上の課題の抽出
　□再評価の時期，評価項目の決定
□ 在宅環境に合わせた経口摂取時の姿勢を調整する．
□ 患者に適した食形態・水分の粘度を調整する．
□ 高次脳機能障害に合わせた経口摂取へのケアの工夫を指導する．
□ 口腔ケアを指導する．

解　説

　慢性期の脳血管障害を有する場合，片麻痺や摂食嚥下障害の程度により経口摂取量に差が出る．また，サルコペニアを引き起こしやすい．そのため，栄養指導とリハビリテーションを併用して機能を維持することが重要である．特に積極的な嚥下リハビリテーションの実施は，嚥下障害に起因する肺炎発症率を低下させる．

　脳血管障害の栄養療法として，長期に経管栄養法が必要となる場合は胃瘻造設を考慮することが推奨度ランク付けAIであり，近年，短時間で注入できる半固形状流動食が在宅を中心に広まっている．また，投与器具として加圧バッグを用いて自動注入する反面，経鼻胃管の使用でも胃内で半固形化する栄養剤なども登場しており，患者の在宅環境に適した栄養療法を提案することが求められている．

[くわしくは] ☞ 『JSPEN テキストブック』p226-239
☞ 『静脈経腸栄養ガイドライン（第 3 版）』p282-288

褥瘡の場合

 実施手順

❶準備

□ 在宅経腸栄養法（HEN）と在宅静脈栄養法（HPN）の基本を学習する．
□ 患者自身だけでなく介護者（家族を含む）から十分なインフォームド・コンセントを得る．
□ 患者自身，または介護者が，在宅栄養療法の管理が確実に施行できる．
□ 在宅医，訪問看護師，訪問薬剤師，訪問管理栄養士，介護支援専門

員などの医療従事者が協働して栄養指導を行う体制を整備する，あるいはその体制の意義を理解しておく．
□ 低栄養の評価を行う．
□ 貧血，低アルブミン血症などの栄養学的指標が改善傾向であることを確認する．
□ 改善していない場合は，要因をアセスメントして退院までに対応する．

❷自宅退院時の栄養指導の実際
□ 在宅環境が患者の栄養状態に与える影響を予測する．
□ 低栄養の評価をふまえ，褥瘡の程度，基礎疾患などに応じた栄養管理介入による目標を設定する．
　□褥瘡治療に合わせた栄養投与量（目標：30〜35 kcal/kg/日）を決定
　□褥瘡治療に合わせたたんぱく質量（目標：1.2〜1.5 g/kg/日）を決定
　□投与経路の決定
　□特定の栄養素（アルギニン，ビタミンC，亜鉛など）を強化した栄養補助食品の使用を考慮する
　□再評価の時期，評価項目の決定
□ 経腸栄養剤の使用を考慮する．

解　説

　患者の栄養状態と褥瘡発症の相関性はよく知られている．低栄養は褥瘡のリスク因子の1つである．一方，褥瘡の予防に特化した栄養評価はなく，標準的な栄養評価と栄養療法が褥瘡予防に有効である．
　特定の栄養素が欠乏しているか評価し，その栄養素の補充を行うことを検討すべきであるが，まず全身的な栄養状態の改善を図ったうえで考慮するべきである．

[くわしくは] ☞『静脈経腸栄養ガイドライン（第3版）』p352-357

高齢者の場合

実施手順

❶準備
□ 各種の栄養アセスメントツールを学習し，その違いを理解する．
□ 在宅経腸栄養法（HEN）と在宅静脈栄養法（HPN）の基本を学習

する.

□ 患者自身だけでなく介護者（家族を含む）から十分なインフォームド・コンセントを得る.

□ 患者自身，または介護者が，在宅栄養療法の管理が確実に施行できるか評価する.

□ 多剤服薬による有害事象の有無を確認する.

□ リフィーディング症候群の症状や生化学的指標の基本を学習する.

[くわしくは] ☞『静脈経腸栄養ガイドライン（第3版）』p388

□ 在宅医，訪問看護師，訪問薬剤師，訪問管理栄養士，介護支援専門員などの医療者が協働して栄養指導を行う体制を整備する，あるいはその体制の意義を理解しておく.

❷自宅退院時の栄養指導の実際

□ 在宅環境が患者の栄養状態に与える影響を予測する.

□ 栄養障害，嚥下障害の評価を行う.

□ 栄養障害，嚥下障害の評価をふまえ，身体活動量に応じた栄養管理介入による目標を設定する.

　　□在宅の活動量に合わせた栄養投与量（目標：30 kcal/kg/日）を決定

　　□在宅の活動量に合わせたたんぱく質量（目標：1 g/kg/日）を決定

　　□投与経路の決定

　　□微量栄養素（ビタミン，微量元素）を強化した栄養補助食品の使用を考慮する

　　□再評価の時期，評価項目の決定

□ 経腸栄養剤の使用を考慮する.

□ 調理，買い物をする人，頻度を確認する（必要な社会的資源を利用できるようにメディカルソーシャルワーカーやケアマネージャーに連絡する）.

💎 解 説

　高齢者は加齢に伴う基礎代謝の低下だけでなく，味覚の閾値も低くなり，認知症やうつなどの社会的フレイルで食事摂取量が減少しやすい．また複数の基礎疾患を患っていることから，多剤服薬による食欲不振の有害事象が発生している場合もある．近年，高齢者の栄養アセスメントツールとして65歳以上を対象に開発されたGNRI（Geriatric Nutritional Risk Index）(p16参照) やMNA®（Mini Nutritional Assessment）(p99参照) が推奨されている.

さらに，高齢者の栄養療法は次のいずれかの項目に相当すれば適応である．

- 3日間以上の絶食
- 7日間以上の不十分な経口摂取
- 進行性の体重減少（1ヵ月で5%以上，6ヵ月で10%以上）
- BMI 18.5 未満
- 血清アルブミン値 3.0 g/dL 以下

加えて栄養療法の効果を高めるために，リハビリテーションも併用することが必要である．

[くわしくは] ☞『静脈経腸栄養ガイドライン（第3版）』p385-392

❷ 転院・施設入所予定者の栄養サマリーの記載

転院・入所施設によって物的，人的資源に差があります．そのため，転院先の資源に合わせた栄養サマリー（図1）[1]を作成することが必要です．また，患者の食欲や生活習慣，嗜好など生活面の視点も記載することによって，個別性のある栄養サマリー作成につながります．

📝 実施手順

❶準備
□ 転院・施設先の栄養管理体制について事前に情報収集する．
□ 転院・施設先の必要な情報を確認する．
□ 転院・入所施設と連携できるしくみをつくる，あるいは問い合わせ窓口を一本化する．

❷栄養サマリーの実際
□ 栄養サマリーに必要な患者情報を収集し，栄養スクリーニングを実施，転院時の栄養状態について栄養障害リスクを判定する（p11参照）．
□ 具体的内容を簡潔に追記する．
□ 多職種で協働して記載する．
□ 必要に応じて環境設定や姿勢など写真や図を別紙に添付する．
□ 他追記の項目例
　□たんぱく質の摂取程度
　□間食の有無・内容，家族の差し入れ協力の有無
　□覚醒のよい時間帯
　□患者の理解度
　□安全なポジション（ポジショニング）

💎 解説

　栄養に特化したサマリーを活用している施設は少ないと考える．ほとんどの施設が，施設ごとに様式の異なった診療情報提供書や看護サマリーに栄養項目を取り入れているのが現状である．しかし，日本看護協会による「2021年病院看護・外来看護実態調査」では，看護情報提供書の様式が統一されていないことによる最も多い弊害として「必要な情報が欠落していることがある」（93.8％），次に「情報収集に時間がかかる」（65.5％）が挙げられていた[2]．これは，サマリー作成で注意する点として，受け取り側に伝わるかの視点をもって簡潔

看護及び栄養管理等に関する情報(2)

患者氏名		
入 退 院 日	入院日： 年 月 日	退院(予定)日： 年 月 日

(太枠：必須記入)

栄養管理・栄養指導等の経過

栄養管理上の注意点と課題

栄養管理に関する情報

栄養評価

評価日	年 月 日	過去(週間)の体重変化	増加 ・ 変化なし ・ 減少：（ kg ・ %）

身体計測
体重 kg 測定日（ / ） BMI kg/m² 下腿周囲長 cm・不明 握力 kgf・不明

身体所見
食欲低下 無・有・不明　消化器症状 無・有（嘔気・嘔吐・下痢・便秘）・不明
味覚障害 無・有・不明　褥瘡 無・有（部位等　　　　）・不明
浮腫 無・有（胸水・腹水・下肢）・不明　その他
嚥下障害 無・有 特記事項
咀嚼障害 無・有

検査・その他
過去1カ月以内のAlb値（ ・ 測定なし） その他
（ ）g/dL

1日栄養量
エネルギー　　たんぱく質　　食塩　　水分　　その他

必要栄養量
（ ）kcal/標準体重kg（ ）g/標準体重kg g ml
（ ）kcal/現体重kg（ ）g/現体重kg

摂取栄養量
（ ）kcal/標準体重kg（ ）g/標準体重kg g ml
（ ）kcal/現体重kg（ ）g/現体重kg

退院時食事内容

栄養補給法
経口 ・ 経腸（経口・経鼻・胃瘻・腸瘻）・ 静脈　食事回数：（ 回/日）朝・昼・夕・その他（ ）

食種
一般食 ・ 特別食（ ・その他 ）

主食種類
朝 米飯・軟飯・全粥・パン・その他（ ）量 g/食
昼 米飯・軟飯・全粥・パン・その他（ ） g/食
夕 米飯・軟飯・全粥・パン・その他（ ） g/食

食事形態
副食形態 常食・軟菜・その他（ ）※自由記載:例 ペースト

嚥下調整食
不要・必要 コード（嚥下調整食の場合は必須）：0j・0t・1j・2-1・2-2・3・4
とろみ調整 無・有 種 類（製品名） 使用量（gまたは包）　とろみの濃度
食品の使用 薄い / 中間 / 濃い

その他影響する問題点 無・有

禁止食品
食物アレルギー 無・有 乳・乳製品・卵・小麦・そば・落花生・えび・かに・青魚・大豆　その他・詳細（ ）
禁止食品（治療、服薬、宗教上などによる事項）

退院時栄養設定の詳細

栄養量

	補給量	エネルギー	たんぱく質（アミノ酸）	脂質	炭水化物（糖質）	食塩	水分	その他
	経口（食事）	kcal	g	g	g	g	ml	
	経腸	kcal	g	g	g	g	ml	
	静脈	kcal	g	g	g	g	ml	
	経口飲水						ml	
	合 計	kcal	g	g	g	g	ml	
	（現体重あたり）	kcal/kg	g/kg					

経腸栄養詳細
種類　朝：　　　　昼：　　　夕：
量　朝：　　ml 昼：　　ml 夕：　　ml
投与経路 経口・経鼻・胃瘻・腸瘻・その他（ ）
投与速度 朝：　ml/h 昼：　ml/h 夕：　ml/h
追加水分 朝：　ml 昼：　ml 夕：　ml

静脈栄養詳細
種類　昼：
投与経路 末梢・中心静脈

備考

(記入者氏名)

(照会先)

【記入上の注意】
1. 必要が有る場合には、続紙に記載して添付すること。
2. 地域連携診療計画に添付すること。

図1 栄養サマリーの参考資料（様式50「看護及び栄養管理等に関する情報」）
[日本看護協会：様式50「看護及び栄養管理等に関する情報」<https://www.nurse.or.jp/nursing/practice/housyu/pdf/2022/form50_t2h4pat.pdf>（2023年2月閲覧）より引用]

な内容で必要な情報を記載する必要があることを示している．

たとえば食事形態として，きざみ食と記載しても施設によって，きざみの大きさが違う場合もある．その場合，極小きざみなど程度を補足する記載が転院先側の参考になる．

転院・施設入所した当日から，シームレスな栄養管理を行える栄養サマリーを作成することが重要である．

文　献
1) 日本看護協会：様式 50「看護及び栄養管理等に関する情報」<https://www.nurse.or.jp/nursing/practice/housyu/pdf/2022/form50_t2h4pat.pdf>（2023 年 2 月閲覧)
2) 日本看護協会：日本看護協会調査研究報告 <No.97>，2021 年病院看護・外来看護実態調査報告書<https://www.nurse.or.jp/home/publication/pdf/research/97.pdf>（2023 年 2 月閲覧)

Ⅲ
B
退院時の栄養指導

❸ 退院時の栄養評価（摂取量，体重など）

入院中に提供した栄養療法をそのまま院外で継続することは困難な場合が少なくありません．患者・家族の経済力，介護力，価値観などに合わせて，退院後に栄養療法を継続する人（患者・家族・医療者）に引き継ぐことを念頭に置いて退院時の栄養評価を行うことが重要です．

 実施手順

❶準備

- □ 退院となる患者の身体・心理・社会的情報をそれぞれの職種の視点で再アセスメントする．
- □ 外来担当者と連携して退院時の栄養評価と，退院後に継続してほしい栄養計画を確認する．
- □ 他の専門チーム（緩和ケアチーム，褥瘡ケアチームなど）が介入している場合は情報を共有する．

❷栄養計画の実施評価

- □ 入院中に導入した栄養計画の実施状況と経過を再評価する．

＜摂取量の確認＞

- □ カルテから摂取量記録を把握する．
- □ ミールラウンド（p201参照）等で，実際に食事場面をラウンドして食事にかかる時間，食べこぼしの有無，嗜好状況などを観察する．
- □ 現在の摂取量から実際に摂取できている熱量・栄養素を算出して記録に残す．

＜身体状況＞

- □ 入院中の体重変化を把握して，健常時や入院時と退院時の差を算出して今後の見通しを立てる．
- □ 退院後に体重測定を続けることができるかを患者・家族に確認する（自宅での測定が困難な場合は，デイサービス等で測定することを提案する）．
- □ 可能であれば，下腿周囲長，握力，体組成を測定して記録に残す．

＜周囲の状況＞

- □ 患者・家族の経済状況，買い物に行く人，調理をする人，食事を誰と食べるのかを確認して記録に残す．
- □ 退院支援部門と協力して，社会資源の利用状況を確認・調整できているかを確認する．

❸情報の集約

□ 収集した情報を持ち寄り,多角的な視点でカンファレンスを行って
情報の意味を評価する(情報シートなどのツールを用いることで,
多角的な視点でディスカッションを行う,p160参照).

□ 部署の看護師や担当薬剤師らの意見も集約して,実現可能な退院後
の栄養療法を決定する(可能であれば地域医療者を招待して拡大カ
ンファレンスを行う).

□ カンファレンスの内容を施設で定められた記録媒体に記録する.

□ 患者・家族に栄養療法の内容を説明する(栄養サポートチーム加算
を取得している場合は患者・家族に栄養計画ならびに栄養療法経過
評価表を渡す).

文　献

・赤林　朗ほか(監訳):臨床倫理学,第5版,新興医学出版社,2006

❹ 地域との連携

退院後の在宅や福祉施設でも継続した栄養療法ができるように，自施設内での取り組みだけではなく，地域に発信していくことも重要です．

💎 解 説

❶退院前ケアカンファレンスへの参加

退院前には患者本人や家族，利用する福祉施設のスタッフやケアマネジャー，病院の看護師やリハビリテーションスタッフ，管理栄養士など多職種が参加して，ケアカンファレンスが行われる．入院中の様子を共有し，退院してからの生活もスムーズに行えるように調整を行う．他施設のスタッフとの意見交換もでき，より詳細に患者情報を伝えることができるため，自分の担当患者のケアカンファレンスには積極的に参加することが望ましい．

❷栄養情報提供書・添書の活用（図1）

令和2年の診療報酬改定より，栄養情報提供加算が創設され，在宅担当医療機関等の医師または管理栄養士に対して，栄養管理に関する情報を文章により提供を行った場合に算定できることとなった．入院中の栄養管理に関する情報としては，必要栄養量・摂取栄養量・食形態・禁止食品・栄養管理にかかわる経過等で，特に様式は示されていない．各都道府県の栄養士会が見本となる様式を作成している場合もあるため，参考にしてもよい．入院中の食事内容，食形態の詳細を記載し，転院先でも同じ食事内容が継続できるように，積極的に栄養情報提供書を作成する．また，提供書は管理栄養士の手元に届かないケースもあるため，確実に手元に届くように，他のサマリーとは別封筒にする，「担当管理栄養士様宛」と書くなど工夫を行う．

栄養情報提供書の作成が難しい場合，看護師や言語聴覚士などのリハビリテーションスタッフが記載する添書が重要となる．看護サマリーやリハビリテーション添書などに，食形態や食事内容のほかに，食事姿勢や食べるときの様子などを詳細に記載することで，栄養情報提供書がない場合でも，食事に関する情報提供を行うことができる．各職種が添書を作成するため，それぞれの視点で食事・栄養に関する情報提供を行うことが望ましい．

❸食形態早見表の作成

転院時には施設間での食形態の違いから転院前の食形態の把握ができず，患者の嚥下能力に見合っていない食事が提供されることがあ

栄養情報提供書

氏名	ふりがな		様	男・女	主要疾患・既往歴	
	生年月日	年 月 日		歳		

身長	cm	（ 年 月 ）	血液検査		（ 年 月 日）	
体重	kg		Alb	g/dL	TP	g/dL
BMI		入院時体重： 月 日 kg	Hb	g/dL		
褥瘡	有 ・ 無 部位（ ）		HbA1c	%		

栄養補給法	□経口 □経管栄養 （□経鼻 □胃瘻 □腸瘻 ）		
食事に関する問題点	□問題なし □咀嚼困難 □嚥下困難		
必要栄養量	エネルギー（E） 現体重 kg × kcal kcal		
	たんぱく質（P） 現体重 kg × kcal g		
	塩分 g 水分 ml その他		
摂取栄養量	E： kcal P： g 塩分 g 水分 ml		
食事摂取状況	□全量摂取 □5～9割 □0～5割		
食種	□一般食 □治療食 （ ） □嚥下食 （ ）		
食形態	□常菜 □軟菜 □一口大 □学会分類 （ ）		
	その他 （ ）		
主食	朝（ ）（ g）昼（ ）（ g）夕（ ）（ g）		
水分	□とろみなし □ゼリー状 □病棟にてとろみ付け		
使用凝固剤・増粘剤	主食 （ ） 副食 （ ）あん （ ）		
経腸栄養	種類 （ ） メーカー （ ）		
	量 朝 ml昼 ml夕 ml		
	白湯 朝 ml昼 ml夕 ml		
食事介助の必要性	□自立 □一部介助 □全介助 □見守り		
使用食器・器具の種類	□箸 □スプーン □小スプーン □フォーク		
	□介助皿 □自助具（ ） □その他（ ）		
食物アレルギー	□なし □あり（ ）		
禁止食品	□なし □あり（ ）		
嗜好など（不可）	□なし □あり（ ）		
ワーファリン服用	□なし □あり		
コメント（栄養管理に係る経過）			

※管理栄養士様にお渡しください 　記入日 　　　　年 　　月 　　日
〇〇病院 　栄養科

担当管理栄養士：
E-mail：

図1　栄養情報提供書の一例

る．退院サマリーなどに，「荒きざみ食」，「ミンチ食」，「ブレンダー食」など，各施設で使用されている名称を記載してある場合が多いが，名称だけでは具体的な食形態はわかりづらい．そこで，上記に述べたように，「栄養情報提供書」の活用が重要になってくる．さらに

学会分類	A 病院	B 病院	C 病院	D 病院
コード 0j	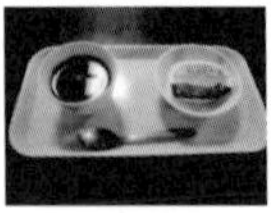 とろみ I	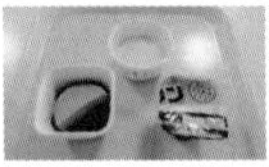 個別対応食	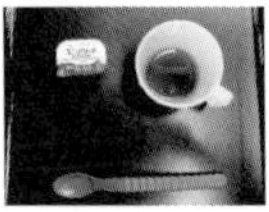 嚥下開始食	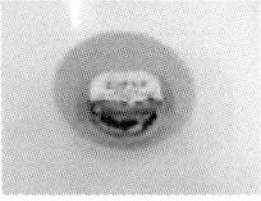 嚥下食 I
コード 1j	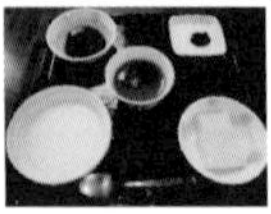 とろみ II		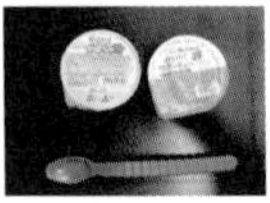 嚥下食 I 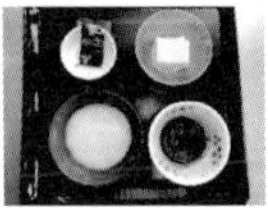 嚥下食 II	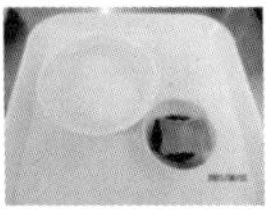 嚥下食 II
コード 2-1		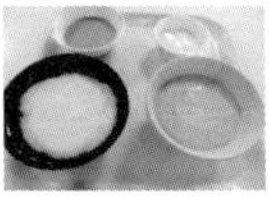 ペースト食		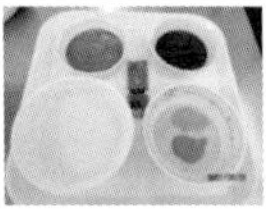 ペースト食
コード 2-2	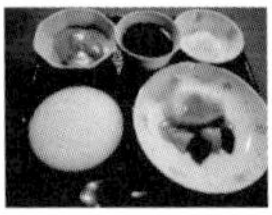 ソフト食	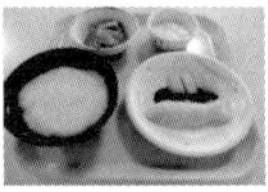 ソフト食	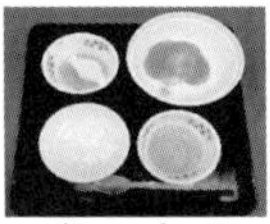 ブレンダー食	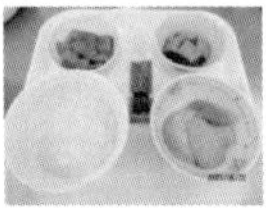 ソフト食
コード 3	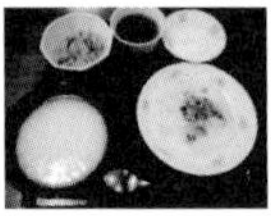 あんかけきざみ食	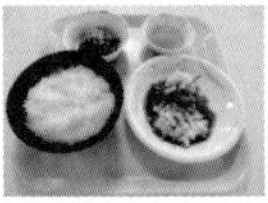 ミンチ食		
コード 4	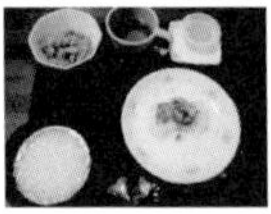 きざみ食	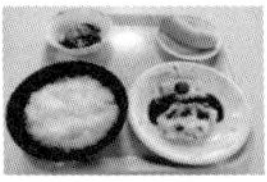 きざみ食	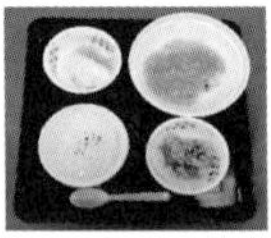 みじん食	
なし	一口大 軟菜食 常食	一口大 全粥食 常食	きざみ食 五分菜 軟菜 常菜	一口大 軟菜 常菜

図2 食形態早見表の一例

施設間での連携をスムーズにするために，多くの地域では当該地域の「食形態早見表」（**図2**）を作成している．各施設の食事内容を写真で掲載し，食形態，食事内容などを記載し，どの施設がどのような食事を提供しているか，一目でわかるようになっている．各地域の栄養士会や，地域の研修会などが主体となって早見表を作成するのが理想的であるが，自施設からよく転院する病院や福祉施設の食形態を把握するよう取り組むことが，シームレスな連携につながっていく．

❹顔の見える関係性づくり

施設間で患者の様子などを，文章で情報交換することは重要である．しかし，受け取り側が必要としている情報ではなく，一方的な情報提供では患者へのサポートにはならない．病院・福祉施設・在宅それぞれが，求めている情報が何か，どのような連携が必要なのか，普段から理解していくことが必要である．そのためには，地元の研修会などに参加し，情報交換をして，顔の見える関係性づくりをしていくことが，より実のある連携を築く第一歩になると考えられる．

超高齢化社会のなかでは，病院・福祉・在宅がそれぞれ連携して支えていくことが必要である．そのためには，自施設の活動にとどまらず，地域に発信できる力を身に着けておきたい．

C 外来での栄養療法導入

1 外来 NST の特徴・役割

外来 NST の特徴は，栄養不良の患者にかかわるだけでなく，外来通院患者や家族の予防的支援，指導を通して地域と連携を図ることです．外来で栄養療法に詳しい医療者は少なく，外来 NST を活用している施設はさらに少数となります．一方，外来通院患者の在宅環境は様々であり，24 時間医療者が管理できません．そのため，地域の管理栄養士や介護福祉関係者とできるだけ密に連携を図ることが望ましく，通院時には，定期的な栄養評価を実施し，モニタリングを継続することが非常に重要です．

解 説

　栄養サポートチーム（NST）は，多職種が協力して，安全かつ有効な栄養管理を行う医療チームであり，その役割は外来の場でも同様である．ただし，入院患者中心に NST による栄養介入を図られている現状があり，外来通院患者は退院時の栄養管理プランを漫然と継続している場合もある．そのため，まず栄養評価項目のモニタリングを実施し，地域の医療者と連携を図ることも外来 NST の役割である．その体制づくりの第一歩として退院前カンファレンス（表1）にできるだけ参加することも有用である．

　また，外来 NST では，在宅へ移行するときにシームレスな栄養管理を行えるよう患者の状態や在宅環境の把握に努め，在宅医療者メンバーと状態変化だけでなく患者や家族の希望に応じた栄養介入が大切である．特に問題がなければ，患者の予防的支援を行うことも重要である．

表1　退院前カンファレンスの内容

1. 現在の病状
2. 医療処置の内容
3. 在宅療養での注意点
4. 緊急時の対応
5. 必要な在宅サービス
6. 患者・家族の希望

[日本静脈経腸栄養学会（編）：静脈経腸栄養テキストブック，南江堂，p590，2017 より引用]

❷ 外来通院患者の栄養評価と計画の立案

外来通院患者の定期的栄養評価や代謝上のモニタリング（血液・生化学検査など），胃瘻周囲など投与経路状態の定期的な観察によって，合併症の早期発見に努めることは，長期的な在宅栄養療法に有用です．また，受診日に次回の栄養評価項目を決めて，様々な受診間隔の外来通院患者の定期的な栄養評価が行えるように計画しておきます．

実施手順

❶準備
□ 栄養評価・モニタリング（血液・生化学検査など）指標の基本を学習する（p14 参照）．
□ 各種の栄養アセスメントツールを理解しておく（p2，p99 参照）．
□ 在宅栄養療法における多職種の役割を理解し，協力体制のしくみをつくる．

❷外来通院時の計画立案
□ 患者のカルテや問診票などで主訴や病名，既往歴，検査などを確認しておく．
□ 身体測定を行い体重や食事摂取量の増減について患者や家族に確認する．
□ 栄養不良が認められた場合，医師，看護師，管理栄養士，薬剤師等が協働し栄養介入を実施する．

❸栄養管理計画立案の実際
□ 必要な外来通院患者の情報を収集し，栄養スクリーニングを実施，通院時の栄養状態について栄養障害リスクを判定する（p11 参照）．
□ 患者の家族構成，食の嗜好，生活習慣，趣味や誰が食事を提供するかなど在宅環境について確認する．
□ 予定されている検査や外来化学療法などの副作用が栄養状態に与える影響を予測する．
□ 栄養スクリーニング結果や収集した情報をふまえ，栄養管理介入による目標を設定する．
□ 管理栄養士や栄養サポートチーム（NST）への依頼の必要性を判断する．
□ 具体的な外来栄養管理計画を立案する．
　□栄養投与量の決定（p23-26 参照）
　□投与経路の決定（p21 参照）

　　□栄養管理上の課題の抽出
　　□再評価の時期，評価項目の決定
□ 立案された計画に基づき，外来通院日に合わせた継続的なモニタリングを実施する．
□ 管理栄養士や NST により栄養管理計画（p160 参照）が作成される場合，その内容を把握し，主治医や外来通院患者，家族と情報共有を図る．
□ 必要時，外来通院患者や家族に栄養指導を実施する．
　　□食事記録表の確認
　　□生活に応じたリハビリテーションの提案

解　説

　医療費の高騰などから在院日数の短縮が図られており，外来における栄養療法の重要性は増すばかりである．一方，外来通院患者は個々の状態によって次回通院日が設定されることから，来院間隔が一定ではないため栄養評価の実施が困難である．そのため，外来通院時には患者や家族への積極的な栄養介入が望まれる．

　外来栄養食事指導料は管理栄養士が評価・指導を実施した場合に認められる[1]が，地域医療との連携を考慮して在宅環境の詳細な情報収集などは多職種で連携し，情報共有することが重要である．

文　献
1) 厚生労働省：令和 2 年度診療報酬改定の概要<https://www.mhlw.go.jp/content/10900000/000666010.pdf>（2023 年 2 月閲覧）

❸ 外来 NST の実践のポイント

入院患者は常に栄養評価・モニタリングができ，食事提供も病院（医療者側）が行いますが，外来患者は通院日にしか栄養評価・モニタリングが行えず，食事提供は患者本人もしくは患者家族が行います．この相違点を理解して栄養管理を行う必要があります．またカウンセリング前に介入予定患者への栄養療法の方針を NST 内で決定しておきます．

📝 実施手順

❶スクリーニング

□ 患者の体調変化を主観的に確認する．
□ 体重減少・食事摂取量減少の有無を確認する．
□ 患者や家族からの栄養指導の希望を確認する．

❷栄養アセスメント

□ 施設，患者に適した栄養アセスメントツールを利用する．
□ 生化学的指標による評価を行う．

❸ NST 介入前の準備事項

□ カルテや問診票等で主訴・病名・既往症・治療歴（手術の有無，化学療法中の場合はレジメン等）を確認しておく．
□ 身体測定の準備（必要に応じて体成分測定の準備も行う）をする．
□ 対象患者の食事記録票を確認し摂取熱量・たんぱく質量・脂肪量を算出する．

❹ NST 介入の実際

□ 問診時には主訴のほかに患者の家族構成・食の嗜好・生活習慣・趣味等を確認する．
□ 患者・家族に必要熱量・たんぱく質量・脂肪量を提示する．
□ 化学療法患者の場合，副作用を評価してその対策を提案する．
□ 摂取不足の栄養素を補い，症状や副作用に応じた献立，調理の工夫を提案する．
□ 経口栄養剤が必要と判断した場合はその必要性を説明し嗜好に沿った栄養剤を選択する．
□ 必要に応じてレジスタンストレーニングを提案する．
□ 各職種の指導をまとめた栄養管理シートを作成し患者に提供する．

💎 解 説

　外来で栄養サポートチーム（NST）による栄養介入を行う場合は，

時間的・人員的制約があるため，様々なツールを使用して効率的に行う必要がある．入院患者とは違い，外来では外来主治医からの依頼や受診希望の患者が対象となることが多い．しかしながら，患者と接した際に主観的な患者の体調悪化を認めた場合はどの職種からでも積極的に患者・家族に栄養指導を勧め，主治医に栄養介入を進言すべきである．

栄養アセスメントについては入院患者に頻用されている主観的包括的評価（SGA）（p2参照）のほかに，英国静脈経腸栄養学会から考案された MUST（Malnutrition Universal Screening Tool）（p206参照）などが用いられることがある．栄養アセスメント法についてそれぞれの特徴をよく理解したうえで，各施設の外来で適したアセスメントツールを用いるのが肝要である．さらには生化学的指標を用いたアセスメントも検討を行い，トランスサイレチンやトランスフェリンなどの rapid turnover protein（RTP）の測定も栄養介入までに行えば栄養状態の把握の一助になる．

患者には受診日に2日分の食事記録表を持参してもらい，熱量，たんぱく質量，脂肪量の充足率を算出し，その不足分を補う方針で栄養指導を行う．化学療法患者の場合，化学療法の副作用評価を加味した問診票も持参してもらい，よく食べられた日と副作用等で食べられなかった日の食事記録があるとその差が明確になり，副作用対策も含めて指導がしやすくなる．抗がん薬の副作用対策の指導については，症状ごとの指導パンフレットを作成し用いることで理解が得られやすい[1]．また体重測定のほかに体成分測定装置を用いて浮腫の程度・筋肉量の評価も行い，必要に応じて自宅でできるレジスタンストレーニングなども紹介する[2]．

栄養指導の際には，安易に不足栄養量を補うための経口栄養剤の処方や経口栄養補助食品の紹介はせず，まずは適した献立や調理方法の提案を行う．どうしても経口栄養剤が必要な場合，その必要性を患者本人，家族に十分に説明し，継続的に摂取できる患者の嗜好に合った製剤を選択することが必要である．最後に栄養指導内容をまとめた栄養管理シート（図1）を作成し提供する．この栄養管理シートには栄養必要量や不足量，現体重や目標体重，筋肉量などの具体的な数字も記載しておくことで，患者や家族の自宅での栄養管理のモチベーションの維持につながると考える[1,3]．

[くわしくは：栄養アセスメント] ☞『JSPEN テキストブック』p126-138
[くわしくは：生化学的指標の評価] ☞『JSPEN テキストブック』p148-156

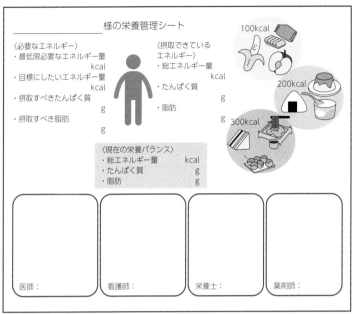

図1 栄養外来の栄養管理シート（大阪公立大学医学部附属病院化学療法センター）

［くわしくは：体組成測定］☞『JSPEN テキストブック』p175-176

文　献

1) 天野良亮ほか：日静脈経腸栄会誌 **33**：1006-1012，2018
2) 国立研究開発法人国立長寿医療研究センター：健康長寿教室テキスト，第 2 版，2020
   <https://www.ncgg.go.jp/ri/news/documents/chojutext_2020.pdf>（2023年 2 月閲覧）
3) 天野良亮ほか：日静脈経腸栄会誌 **32**：817-821，2017

❹ 外来 NST での目標設定

入院患者は毎日栄養状態の評価が可能で栄養管理は医療者側が行えますが，外来患者は病院受診日にしか栄養状態の評価ができず，栄養管理を実際に行うのは患者本人とその家族です．よって明確な栄養療法の目標を設定し，NST のメンバーに加えて患者とその家族にもわかりやすく伝えておく必要があります．また患者の病状や全身状態に応じて，適宜目標の再検討・再設定を行うことが重要です．

評価項目

☐ 栄養充足率の評価
☐ 身体計測（体重，筋肉量，浮腫）での評価
☐ 生化学的指標での評価
☐ 薬剤の副作用の評価（化学療法患者の場合）
☐ 在宅での栄養管理体制の評価

解 説

　外来栄養介入の目標項目は，栄養充足率，身体計測値や生化学的データ等の客観的栄養評価項目と，抗がん薬等の薬物有害事象の評価，在宅環境の評価である．具体的な客観的栄養評価目標を示しながら，現状の薬剤副作用の評価と在宅環境を評価したうえで，患者個々のニーズに寄り添いながらテーラーメイドな介入を行うことが栄養面だけでなく患者や家族の精神的支援となる．

　まずは摂取栄養量，体重，筋肉量，生化学的栄養指標を算出，提示して患者自身の現状の客観的栄養状態を理解したうえでそれぞれの目標値を示す．提示する栄養量は，熱量，たんぱく質量，脂肪量であり，個々の疾患に考慮しながら，特にたんぱく質量，脂肪量が必要に充足した献立や調理方法の工夫を提案する．不足栄養量を補うために必要に応じて経口的栄養補助（ONS）を提案する場合は，患者本人の嗜好や生活習慣を考慮した ONS を選択しなければ継続的な摂取は困難である．

　体重や筋肉量，生化学的栄養指標については健常時の個々の状態も考慮して目標値を設定するが，これらはあくまでも長期的な目標値であり早期に改善することは困難であることを説明し，これ以上は低下させず現状維持を短期目標とすることで患者や家族はストレスなく栄養療法に臨むことができる．軽度の筋力減少の場合は在宅でのレジス

タンストレーニング等を紹介して対応できるが，筋肉低下が著しい場合は理学療法士による在宅リハビリテーション介入を考慮する．

特に，化学療法患者における有害事象（悪心・嘔吐・下痢）は栄養状態を著しく低下させる主たる一因であり，栄養状態の改善のためには適切な評価，対策が重要である．外来 NST では主治医と連携して薬剤師の助言をフィードバックして迅速に副作用対策を行える体制の構築が必須である．有害事象については主訴やデータをもとにCTCAE v5.0[1] を用いて適切に評価することが重要であり，有害事象対策の効果判定からも有用なマネジメントが可能である（p151-158 参照）．

外来 NST の栄養介入において，患者の在宅環境がキーポイントとなる．すなわち在宅で患者や家族が自身で栄養管理ができる環境にあるのか否かの評価が外来栄養療法の継続に大きくかかわってくる．たとえば高齢独居，老々介護の世帯では筆者らが提案した栄養療法の実施・継続は困難であり，必要に応じて地域医療機関との連携を進めて環境整備を行っていく必要がある．また経済的理由により ONS の購入ができない世帯もあり，その場合は病態に応じた医薬品である経口栄養剤を処方する．患者の在宅環境の把握はプライバシーの配慮からも慎重に行う必要がある．

［くわしくは：投与栄養量の算出］☞『JSPEN テキストブック』p180-197

［くわしくは：ONS について］☞『JSPEN テキストブック』p226-239

文　献
1) 有害事象共通用語規準 v5.0 日本語 JCOG 版 <http://www.jcog.jp/doctor/tool/CTCAEv5J_20220901_v25_1.pdf>（2023 年 2 月閲覧）

D 在宅・施設での栄養療法

❶ 在宅 NST の特徴・役割

多くの在宅医療の適応患者は栄養不良やそのリスクがあり栄養管理を必要としているため，在宅 NST が中心となり栄養管理・食支援を行うことが重要です．

📝 在宅 NST の特徴

- [ ] 在宅医療（図1）は診療所，訪問看護ステーション，保険調剤薬局，居宅介護支援事業所，訪問介護事業所，栄養ケア・ステーションなどの多事業所が1人の患者にかかわって実施されており[1]，在宅 NST は多事業所から NST メンバーを決定する．

- [ ] 在宅 NST メンバーは医師，看護師，薬剤師，管理栄養士さらにリハビリテーションセラピスト（理学療法士，作業療法士，言語聴覚士），歯科医師，歯科衛生士，ケアマネジャー，介護ヘルパーなどが挙げられる．

- [ ] 在宅 NST は病院 NST と違い，①単独診療所型（図2），②多事業所型（図3），③病院主導型（図4）などいろいろな運営形態がある[2]．

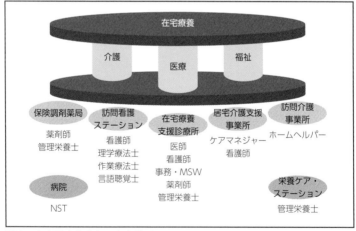

図1　在宅医療を支える多事業所
(児玉佳之：臨床栄養 **137**：21-26, 2020 より引用)

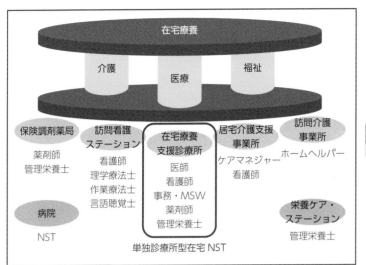

図2　在宅における単独診療所型NST
(児玉佳之ほか：日静脈経腸栄養会誌 **34**：261-265，2019 より引用)

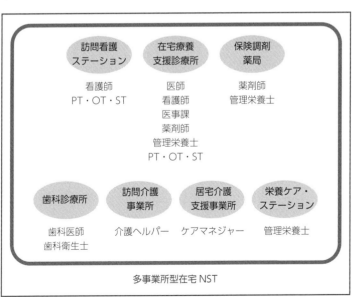

図3　在宅における多事業所型NST
(児玉佳之ほか：日静脈経腸栄養会誌 **34**：261-265，2019 より引用)

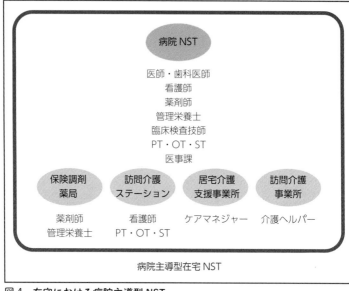

図 4　在宅における病院主導型 NST
(児玉佳之ほか：日静脈経腸栄会誌 **34**：261-265，2019 より引用)

- □ 在宅での NST 活動には，訪問（個人もしくはチーム），症例検討会，コンサルテーション，勉強会などがある．
- □ 在宅ではチームによる NST 活動に関連する診療報酬はない．
- □ 在宅における NST の実態調査や稼動効果についての調査は実践報告を散見するのみである [3-5]．

📝 在宅 NST の役割

- □ 活動内容としては，栄養管理，食支援，栄養食事指導，嚥下機能評価，口腔ケア指導，在宅経腸栄養法（HEN）のサポート，在宅（中心）静脈栄養法（HPN）のサポートなどが中心となる．
- □ 連携している訪問看護ステーションや保険調剤薬局などと定期的に栄養管理，HEN，HPN などに関する勉強会を行うことで連携機関や地域の栄養管理のレベルアップを図る．
- □ 口から食べること，栄養管理を実施して筋力を保ち，免疫を向上させることで在宅患者の QOL の維持向上に努める．

✦ 解　説

　65歳以上の在宅療養患者を対象とした研究では簡易栄養状態評価表（MNA®-SF）を用いて評価をした結果，低栄養の人は36.1％，低栄養のおそれのある人は44.8％であった[6]．このことから多くの在宅療養患者は栄養不良やそのリスクがあり，栄養管理を必要としている．

　在宅NSTは1つの事業所で運営したほうが活動はしやすいと考えるが，1つの事業所ではメンバーを構成するのが難しいため，多事業所型や病院主導型のほうがNSTを始めやすい．最近は病院が訪問診療，訪問看護を実施していることもあり，その場合には病院NSTが病院主導型在宅NSTを運営することが可能となる[2]．

　在宅ではチームによるNST活動に関連する診療報酬はないが，管理栄養士がかかわっている場合には，在宅患者訪問栄養食事指導料が算定可能である．在宅医療適応の患者は要介護認定を受けている場合が多く，その場合には介護保険による居宅療養管理指導を算定する．

[くわしくは] ☞『JSPENテキストブック』p616-629
☞『静脈経腸栄養ガイドライン（第3版）』p171-176

文　献
1) 児玉佳之：臨栄 **137**：21-26, 2020
2) 児玉佳之ほか：日静脈経腸栄会誌 **34**：261-265, 2019
3) 岡田晋吾：静脈経腸栄養 **24**：915-918, 2009
4) 藤井　真：静脈経腸栄養 **24**：903-907, 2009
5) 小川滋彦：看技 **52**：44-48, 2006
6) 国立長寿医療研究センター平成24年度老人保健健康増進等事業：在宅療養患者の摂食状況・栄養状態の把握に関する調査研究報告書，調査実施責任者・太田秀樹，2013

III
D
在宅・施設での栄養療法

❷ 在宅 NST の実践のポイント

在宅で NST を実践するためには，メンバー決定，栄養評価，カンファレンスなどでいろいろな工夫が必要です．

在宅 NST の実践のポイント

□ 在宅 NST では，これまでの既存の NST にとらわれず，栄養管理を実践することが求められる．

□ 在宅の診療所では病院のようにすべての職種の医療者がそろっているわけではないため，在宅 NST の活動のためには基本的には多事業所との連携が必要となる．

□ 病院と比べ多職種のメンバーが集まりにくいため，まず栄養に興味のある医師，看護師，薬剤師などで活動を始めてみることが重要である．

□ 在宅では管理栄養士が不在となることもあるため，その場合には医師や訪問看護師が中心となって栄養管理を行う．

□ 在宅 NST 活動の質を保つためには，NST 専門療法士が中心となり活動することが重要である．

□ 在宅では頻回な血液検査や体重測定が難しいことが多いため，栄養管理のアウトカムを患者家族の QOL として活動することを心がける．

□ 在宅では病院での回診のように定期的に多くのメンバーが一緒に訪問することは難しい．また，自宅に多くの医療者が集まることを好まない患者家族もいるため，それぞれのメンバーが訪問したときの情報をカンファレンスに持ち寄るようにする．

□ 多事業所によるメンバーの場合，多事業所間での報告や連絡体制を整えること，また，オンラインでのカンファレンス実施が効率的かつ現実的なため，オンラインで会議ができるシステムを各事業所で整えることが大事である．

□ 在宅 NST に関する診療報酬獲得に向けて，在宅 NST 活動の成果，在宅 NST 患者の症例報告などを学会で報告し，論文化する．

□ 在宅 NST メンバーが栄養管理に必要な基礎知識を身につけていること，特に摂食嚥下障害について，在宅経腸栄養法（HEN），在宅静脈栄養法（HPN）に関する知識は重要である．

□ 在宅医療適応患者の多くが嚥下障害を認め，誤嚥のリスクが高いため，できる限り誤嚥性肺炎を起こさずに経口摂取できるように在宅

NST が中心となって取り組む必要がある.

□ 在宅で安全に HEN, HPN を実施するためには,在宅での特徴を
しっかり把握し,多事業所が一体となって在宅地域一体型 NST を
つくり,合併症なく栄養療法を行うことが求められる.

□ NST メンバーが中心となって,地域で訪問看護ステーション,保
険調剤薬局や歯科医院,ケアマネジャーやヘルパーに対して在宅
NST に関する勉強会を開催する.

□ 一般的に在宅医療では慢性期患者の場合には訪問診療は月 1〜2
回,終末期がん患者の場合には週 1 回程度の頻度で実施される.
在宅において NST 活動を行う場合には,これらの在宅医療の特徴
をふまえ,形態や活動方法を在宅向けに工夫して運営する必要があ
る.

解説

　現状では在宅 NST は十分に普及しているとはいえない.その理由
としては,在宅で NST の一員として活躍できる医療者が少ないこ
と,在宅における栄養管理の重要性が十分に認知されていないこと,
在宅においてチームによる栄養管理に関する診療報酬が体系化されて
いないことなどが考えられる.そのため,在宅医療にかかわっている
NST 専門療法士が,まず在宅患者の栄養・食について考えることか
ら始め,そして,地域の在宅患者で栄養に関する問題が生じたときに
多職種で検討できるシステムを構築してほしい.食は患者家族の
QOL に大きくかかわり,それを支える栄養療法はすべての医療の基
本であり,在宅医療においても NST 活動が重要であることは間違い
ない.今後の診療報酬獲得に向けて,在宅 NST 活動の成果,かか
わった症例などについて学会で報告し,論文化しエビデンスを集積し
てもらいたい.

　在宅における栄養管理で大事なことは,1 人ではなくチームで患者
の「食」を支えることである.たとえ 1 人で訪問したとしても,その
後いつでも報告・連絡・相談ができる体制を整えること,さらに在宅
での栄養管理のアウトカムはアルブミンの値や総リンパ球数ではな
く,患者家族の QOL であることを忘れないで活動してほしい.

[くわしくは] ☞『JSPEN テキストブック』p616-629
☞『静脈経腸栄養ガイドライン（第 3 版）』p171-176

❸ 在宅 NST での目標設定

在宅での栄養管理は，達成するだけではなく継続することも重要な目標
となります．医療依存度が高くても，住み慣れた場所で生活を継続する
ための栄養管理が必要なケースは多くあります．

🖋 在宅における地域一体型 NST のメンバーの構成

- □ **医療機関**：主治医，地域連携担当者，メディカルソーシャルワー
  カー
- □ **訪問診療**：医師，歯科医師
- □ **訪問看護ステーション**：訪問看護師，理学療法士，作業療法士，言
  語聴覚士
- □ **調剤薬局**：訪問薬剤師
- □ **栄養ケアステーション**：管理栄養士
- □ **居宅介護支援事業所**：ケアマネジャー
- □ **訪問介護事業所**：介護福祉士
- □ **福祉用具**：コーディネーター
- □ **行政・地域包括支援センター**：相談員，看護師，保健師
- □ **デイサービス**：管理者，介護福祉士

🖋 目標とする栄養管理

在宅での栄養管理目標は生活の現状をふまえた栄養管理が必要であ
る．最善の状態を目指した栄養管理目標は大切だが，在宅ではより生
活に即した到達可能である目標を立案することが望ましい．

- □ **投与経路の確認**：大半は経口栄養法．状況に応じてチューブからの
  経腸栄養法や点滴による静脈栄養法．
- □ **栄養の提供方法の確認**：栄養投与ルートが決まれば，どのように提
  供できるかを検討する．
  - ● 経口摂取の場合：本人もしくは主たる介護者，独居であればヘル
    パーが調理をするのか，あるいは宅食を利用するのかなどを確認
    する．
  - ● 経腸栄養法の場合：栄養剤は薬品であれば処方が必要である．食
    品であれば注文が必要である．保険が適用されるので費用負担が
    少ないのは薬品だが，食品のほうが種類も多く体調や生活の状況
    に合わせた選択の幅が広がる．
  - ● 静脈栄養法の場合：可能であれば無菌製剤処理ができる訪問薬剤

師の導入を検討する．訪問薬剤師は重い輸液の配達も可能である．また，ルート類，ポンプ，遮光袋など必要物品の調達場所の確認が必要である．

□ **目標体重の設定**：最低でも月に1回以上，状況に応じた頻度で定期的な体重測定を行い，疾患や活動量に応じた目標とする体重を設定する．

□ **投与エネルギー量**：体格に応じたエネルギー摂取が望ましい．しかし，現状維持の量である場合は，長期的な見通しで身体機能に応じて体力が落ちる．可能であれば，運動で消費するエネルギーを考慮し，10％程度でも多めの投与エネルギー量の設定が望ましい．

□ **総水分量**：在宅で生活する高齢者の多くは，様々な理由により脱水のリスクを抱えており，必要水分量の推算は非常に重要である．注意する点は摂取する内容で，コーヒーや緑茶などの嗜好品でカフェインの含まれているものである．摂取した水分以上に利尿作用により，out over となり脱水となるケースもある．

□ **臓器の評価と制限内容の確認**：加齢により臓器機能は衰える．特に腎機能や心機能の低下は疾患関連以外でも起こる．機能低下に対してどこまで制限するかは課題である．長期的な見通しで必要な制限も年齢や状況に応じて緩和も必要である．

📝 **評価方法**

画像検査はほぼできない．採血も結果が出るまで数日かかるケースが多い在宅では，病院のような検査は困難である．その場で評価できる方法を選択し経時的に評価する．

□ 身体計測［体重，上腕周囲長，上腕三頭筋部皮下脂肪厚，上腕筋囲など］(p5 参照)
□ 食事摂取量，食欲，食事摂取にかかる時間
□ 排便状況，排尿量（色調・性状含む）
□ 本人の活動レベル（ADL の中で移動に伴う速度や動作，活動範囲など）

💎 **解 説**

在宅においても栄養管理目標を明確にし，関係者で共有することは重要である．しかし，在宅における栄養サポートの課題は，多職種が集まってカンファレンスが行いにくいことである．そこには診療報酬や加算がなく，関係者のほとんどは別事業者であり病院よりも多くの

職種がかかわっているため，時間調整が難しい．そこで，集合開催の
カンファレンスは困難であるが，近年有力な手段として情報通信技術
（ICT）などの活用が増えている．

　在宅での目標設定で重要なことは生活を続けることである．つまり，理論上の最善ではなく，より生活に則したその人らしい生活を取り入れた栄養管理が必要である．注意点としては，現状維持の目標では時間経過が加わるため，体重が維持できても筋力が落ちることはよく起こる．つまり，トータルで見ると活動量が落ちることにつながりマイナスとなる．体重維持をするための栄養摂取と筋肉量をできる限り増やすための活動を目標設定として掲げ，栄養と活動の両側面からの維持が必要となる．

　在宅 NST の目標設定について概説した．在宅での目標は達成して終わりではなく，維持・継続をすることのなかに少し上を目指すエッセンスが必要である．

　　　　　［くわしくは：在宅 NST の全体像］☞『JSPEN テキストブック』p629
　［くわしくは：在宅での栄養管理の目的］☞『静脈経腸栄養ガイドライン（第3版）』p171
　［くわしくは：在宅栄養療法の注意点］☞『静脈経腸栄養ガイドライン（第3版）』p174

❹ 在宅医療で実施可能な栄養・嚥下機能評価方法

在宅医療で実施可能な栄養・嚥下機能評価方法を用いて，患者の栄養・嚥下状態を適切に評価・診断することができます．

 実施手順

❶在宅医療での栄養評価方法の実際

□ **栄養スクリーニングツール**（SGA，MUST，MNA®，CONUT など）を用いて栄養状態を評価する．

□ **身体的指標**（BMI，体重減少率，上腕周囲長，下腿周囲長，上腕三頭筋皮下脂肪厚など）を用いて栄養状態を評価する．

□ **生化学的指標**（TP，Alb，RTP，CRP，BUN，eGFR，HbA1c，TC，Hb，WBC など）を用いて栄養状態を評価する．

❷在宅医療での嚥下機能評価方法の実際

□ **問診**にて下記のような項目について確認する：主訴，病歴（嚥下障害，低栄養の原因となりうる疾患に注意），既往歴，服薬内容，摂食状況，栄養摂取方法，生活様式，介護状況，最近の体重変化，BMI，発熱・肺炎・窒息・嘔吐の既往，血液検査結果の確認．

□ **身体所見**にて下記のような項目について確認する：意思疎通，認知機能，麻痺，動作，不随意運動，筋固縮（頸部・上下肢），感覚障害，姿勢の異常，呼吸機能，発声機能（声量・嗄声），浮腫・絞扼反射，カーテン徴候，歯牙・義歯の状態，軟口蓋，舌運動，舌萎縮，構音障害，口唇閉鎖，口腔衛生状態，流涎など．

□ **食事観察**にて下記のような項目について確認する：嗜好，食欲，食事形態，食事時の姿勢，食事に要する時間，介助の有無，食事内容，摂取量，増粘剤の使用，むせ，食べこぼし，口腔内残留，鼻咽腔逆流，胃食道逆流，咽頭雑音（食事時の咽頭残留などを頸部聴診で確認）．

□ **簡易検査**（反復唾液嚥下テスト，改訂水飲みテスト，食物テスト，咳テスト，頸部聴診，血中酸素飽和度モニタリングなど）を用いて**嚥下機能を評価する**．

□ **精密検査**［嚥下内視鏡検査（VE）］を用いて**嚥下機能を評価する**．

💎 解 説

　在宅医療での栄養評価は，簡便かつ有用な評価方法を用いることが望ましい．また，栄養評価に絶対的な指標は存在しないため，複数の

栄養指標や臨床所見を組み合わせて評価を行う．在宅療養患者においては低栄養（PEM）の割合が比較的高いため，BMI，体重減少率などが有効な指標となることが多い．

生化学的評価について，アルブミン（Alb）値は肝疾患・腎疾患の影響を受けやすい．また，肺炎や尿路感染などの炎症でCRP値が上昇するとAlb値は低下する．これらのことから，Alb値の低下が栄養不良とは限らないので注意を要する．

在宅医療での嚥下機能評価は，問診が非常に重要である．嚥下機能低下の原因疾患（脳卒中，神経変性疾患，COPDなど呼吸器疾患，心不全など）や病態の把握を行い，「改善する嚥下障害」なのか「改善しない（進行する）嚥下障害」なのかを見極め，予後予測することが重要である．薬剤性の嚥下障害の場合もあるため服用薬の確認も必ず行う．また，口腔内の問題（義歯不適合，口腔乾燥，重度の歯周病，顎関節の異常など）により咀嚼・嚥下困難となっている場合もあるため，口腔内の確認を行う．

簡易検査は職種を問わず簡便に行えるため，嚥下障害を疑った際に参考として行うとよい．嚥下内視鏡検査（VE）は患者宅への機材の持ち運びが可能であり，実際の食事内容を直接評価できるため非常に有用である．嚥下造影検査（VF）に比べ被曝もないことも利点の1つである．

近年，嚥下エコーの臨床応用が注目されている．VEほどの精密な評価は難しいが，頸部聴診のみで評価を行うよりも咽頭残留の程度について把握しやすく，持ち運びや操作が簡易で患者の身体的負担が少ないことも利点である．

高齢化が進み，疾患・障害をもった高齢者が多く存在するなかで，在宅では「訓練では改善が難しい嚥下障害」に出会うことが多い．嚥下障害の原因疾患・薬剤・病態・予後を把握し医学的根拠をもった嚥下指導を行い，患者・家族ができるだけ納得できるような対応が必要である．

［くわしくは：在宅医療での栄養評価法］☞『JSPENテキストブック』p127-155
［くわしくは：在宅医療での嚥下機能評価法］☞『JSPENテキストブック』p503-506

❺ ミールラウンドの実践と情報共有

ミールラウンドとは実際の食事の食べ方を観察し，しっかりと食べて飲み込めているかを評価することです．令和3年度介護報酬改定で新設された栄養マネジメント強化加算では，管理栄養士によるミールラウンドを週3回以上実施することが求められています．本項ではミールラウンドにおける観察の要点と，ミールラウンドの実施における多職種連携について解説します．

 ミールラウンドの実際の観察ポイント

ここでは摂食嚥下の5期モデルをふまえて，ミールラウンド時の観察ポイントを列挙する．また，ミールラウンドでの評価シート例を紹介する（図1）．

☐ **先行期障害にかかわる問題点**：傾眠，食行動の問題（摂取速度・一口量など），食欲低下など．

☐ **準備期から口腔期障害にかかわる問題点**：口腔衛生不良，口腔機能低下，口腔乾燥，義歯の不適合，味覚障害など．

☐ **咽頭期障害を疑わせる問題点**：むせ・湿性嗄声，嚥下反射の顕著な遅延など．

☐ **身体機能・栄養にかかわる問題点**：姿勢，食事動作（非利き手，食べこぼし，動作緩慢など），やせなど．

☐ **食環境にかかわる問題点**：食器・食具，食卓や椅子，照明，BGMなど．

💎 解 説

ミールラウンドの目的は，対象者の食環境を最適化するために問題点を抽出し，解決することであり，チームで取り組む．そのため，チームの構成員それぞれが互いの有する知識や技術を十分に把握することが望ましい．

どのようにしてミールラウンドのチームを編成するとよいのだろうか．チーム編成は，主にニーズ（当該施設の食にかかわる問題点）解決型とシーズ（当該施設在籍のスタッフ）由来型の2つが考えられる．ニーズ解決型のチームとは，当該施設でよくある食にかかわる問題点を解決するために必要な構成員によるチームである．たとえば，姿勢が崩れて，低栄養リスクの高い利用者が多い施設であれば，ポジショニングや栄養管理に秀でたスタッフをメンバーに加えることが望

Ⅲ
D

在宅・施設での栄養療法

ミールラウンド評価シート例

主訴　　　　　　　　　　　　　　　　　　　年　　　月　　　日

> 対象者の主訴を記載する．これがまず解決すべき最優先課題である

問題点の抽出

先行期障害に かかわる問題点	なし あり（傾眠・一口量や摂食速度・食欲低下・食事拒否・ 　　　その他）
準備期・口腔期障害 にかかわる問題点	なし あり（口腔衛生不良・口腔乾燥・多数歯欠損・ 　　　義歯不適合・口腔内残留・舌運動不良・その他）
咽頭期障害を 疑わせる問題点	なし あり（むせ・湿性嗄声・顕著な嚥下反射惹起遅延・ 　　　頻発する原因不明の微熱や痰量の増加・その他）
身体機能・栄養に かかわる問題点	なし あり（座位保持不良・上肢の運動障害・やせ・ 　　　急激な体重減少・その他）
食環境の問題点や その他気づいたこと	（　　　　　　　　　　　　　　　　　　　　　　　　　）

問題点の解決

> 主訴，あるいは，ミールラウンドで抽出された問題点を
> どのように解決するかを議論し，記載する．
> 　（例：むせが多いので，交互嚥下を徹底する
> 　　　　顕著な嚥下反射惹起遅延があるので，とろみつき炭酸水を試す）

今後の方針

> 嚥下内視鏡検査の依頼
> 当該施設のスタッフで対応が困難ならば，外部機関との連携を検討する．
> たとえば，嚥下内視鏡検査の依頼があり，多職種で視覚的に情報が共有できる点
> が大きな利点である．ミールラウンドから新たな多職種連携につながる．

図1　ミールラウンド評価シート例

ましい．一方，シーズ由来型のチームとは当該施設在籍の職種，スタッフからの編成チームで，必ずしも必要な医療資源がすべてそろうわけではないので，トランスディシプリナリーアプローチが想定される．トランスディシプリナリーアプローチとは，チームの中で各メンバーが果たすべき役割を意図的・計画的に専門分野を超えて横断的に

共有した役割解放を行うアプローチである．その際は個々が自身の「得意なこと（専門性）」と「できること」を分けて考えることが重要で，特に後者の「できること」をなるべく広く考えるとよい．

　病院では NST で多職種が一堂に会しミールラウンド等を行い，その場で情報共有が行われることも多いが，在宅医療や小規模施設においてはそれと同等のレベルでの情報共有は困難な場合が多い．筆者は Medical Care Station（MCS）という多職種連携ツールを活用しており，患者の治療・看護・処方・リハビリテーション・ケア内容がリアルタイムに共有できるためスムーズな多職種連携が可能となっている．嚥下機能評価結果についても検査後すぐに共有できるため，その日のうちから現場に取り入れてもらえるという利点がある．さらに，近年は情報通信技術（ICT）の活用によって多職種・患者・家族との情報共有がよりスムーズに行えるようになっている．

　チーム内で解決できない重要な課題を明らかにすることもミールラウンドの大切な役割である．その場合，施設外の必要な職種（例：義歯不適合なので歯科へ依頼）との連携が考えられるが，近隣で対応が困難なケースもある．摂食嚥下リハビリテーション領域では，オンライン診療に対応可能な医療機関もあり，ICT を上手に使いこなすことでミールラウンドから次の効果的な連携へつなげることができる．

［くわしくは］☞『JSPEN テキストブック』p534-540

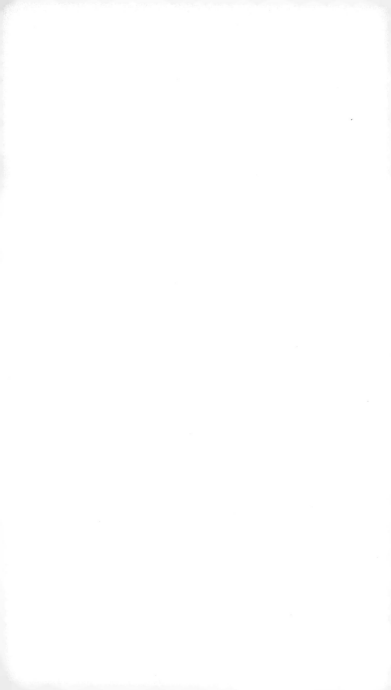

Ⅳ. 巻末資料

資料 1　MUST（Malnutrition Universal Screening Tool）············ 206

資料 2　NRS-2002（Nutritional Risk Screening 2002）············· 206

資料 3　改訂口腔アセスメントガイド（ROAG）····················· 207

資料 4　代表的な嚥下スクリーニング検査の概要 ····················· 208

資料 5　学会分類 2021（とろみ）早見表 ····························· 210

資料 6　乳児の食事摂取基準（1 日あたり）··························· 211

資料 7　小児（1〜5 歳）の食事摂取基準（1 日あたり）·············· 212

資料 8　小児（6〜9 歳）の食事摂取基準（1 日あたり）·············· 213

資料 9　小児（10〜14 歳）の食事摂取基準（1 日あたり）··········· 214

資料 10　AWGS（Asian Working Group for Sarcopenia）2019 ··· 215

資料 11　AWGS2019 の基準値一覧 ································· 215

資料 12　透析患者の低栄養の指標 ································· 216

資料 13　CKD ステージによる食事療法基準 ······················ 217

資料 14　CKD ステージによる食事療法基準（別表）················· 217

資料 1 MUST (Malnutrition Universal Screening Tool)

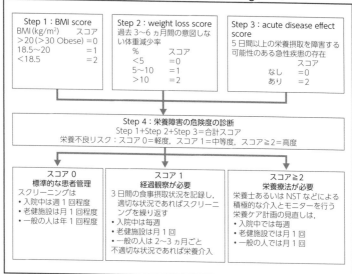

Step 1：BMI score
BMI(kg/m²)　スコア
>20 (>30 Obese) =0
18.5〜20　　　　=1
<18.5　　　　　=2

Step 2：weight loss score
過去 3〜6 ヵ月間の意図しない体重減少率
%　　　　スコア
<5　　　=0
5〜10　=1
>10　　=2

Step 3：acute disease effect score
5 日間以上の栄養摂取を障害する可能性のある急性疾患の存在
　　　　スコア
なし　=0
あり　=2

Step 4：栄養障害の危険度の診断
Step 1+Step 2+Step 3＝合計スコア
栄養不良リスク：スコア 0＝軽度，スコア 1＝中等度，スコア≧2＝高度

スコア 0
標準的な患者管理
スクリーニングは
• 入院中は週 1 回程度
• 老健施設は月 1 回程度
• 一般の人は年 1 回程度

スコア 1
経過観察が必要
3 日間の食事摂取状況を記録し，適切な状況であればスクリーニングを繰り返す
• 入院中は毎週
• 老健施設は月 1 回
• 一般の人は 2〜3 ヵ月ごと
不適切な状況であれば栄養介入

スコア≧2
栄養療法が必要
栄養士あるいは NST などによる積極的な介入とモニターを行う
栄養ケア計画の見直しは，
• 入院中では毎週
• 老健施設では月 1 回
• 一般の人では月 1 回

[BAPEN ホームページ (http://www.bapen.org.uk) より引用]

資料 2 NRS-2002 (Nutritional Risk Screening 2002)

a. 初期スクリーニング (initial screening)

1. BMI<20.5
2. 最近 3 ヵ月以内に体重減少がある
3. 最近 1 週間以内に食事摂取量の減少を認める
4. 重篤な疾患を有している

上記のうち 1 つでも該当すれば，次の詳細なスクリーニングを実施する

b. 最終スクリーニング (final screening)

栄養障害スコア		侵襲スコア (栄養必要量増加と相関)	
なし スコア 0	栄養状態正常	なし スコア 0	栄養状態正常
軽度 スコア 1	体重減少>5%/3 ヵ月または 1 週間の食事摂取量が必要の 50〜75%以下	軽度 スコア 1	骨盤骨折 (hip fracture)，慢性疾患 (特にその急性合併症)，肝硬変，慢性閉塞性肺疾患(COPD)，慢性透析患者，糖尿病，悪性腫瘍
中等度 スコア 2	[体重減少>5%/2 ヵ月，または BMI 18.5〜20.5] + [全身状態の障害または食事摂取量が必要量の 25〜60%]	中等度 スコア 2	腹部手術，脳梗塞・脳出血，重症肺炎，血液悪性腫瘍
高度 スコア 3	[体重減少>5%/1 ヵ月(15%/3 ヵ月)または BMI <18.5] + [全身状態の障害または食事摂取量が必要量の 0〜25%]	高度 スコア 3	頭部外傷，骨髄移植患者，ICU 収容患者 (APACHE>10)
栄養障害スコア＋侵襲スコア＝合計スコア (70 歳以上はさらに +1 点) 合計スコア≧3 の場合には，積極的な栄養補給が必須であると判定			

『JSPEN テキストブック』 p131 より引用)

資料3 改訂口腔アセスメントガイド
(Revised Oral Assessment Guide：ROAG)

項目（方法）	状態とスコア		
	1（機能良好）	2（中等度の機能障害）	3（高度の機能障害）
声（患者と会話）	正常	低い or かすれた	会話しづらい or 痛い
嚥下（嚥下を促し観察）	正常な嚥下	痛い or 嚥下しづらい	嚥下できない
口唇（組織を観察し触診）	平滑でピンク	乾燥 or 亀裂 and/or 口角炎あり	潰瘍 or 出血あり
歯・義歯（ペンライトとミラーを用いて歯の状態，義歯の適合状態を確認）	清潔で食物残渣なし	(1) 部分的に歯垢や食物残渣あり，(2) う歯や義歯の損傷あり	全般的に歯垢や食物残渣あり
粘膜（ペンライトとミラーを用いて粘膜の状態を確認）	ピンクで潤いあり	乾燥 and/or 赤や紫，白色への変化あり	著しい発赤 or 厚い白苔，出血の有無にかかわらず水疱や潰瘍あり
歯肉（ペンライトとミラーを用いた視診と指による触診）	ピンクで引き締まっている	浮腫性 and/or 発赤あり	指圧迫で容易に出血あり
舌（ペンライトとミラーを用いた視診）	ピンクで潤いがあり乳頭あり	乾燥，乳頭消失 or 赤や白色への変化あり	非常に厚い白苔，潰瘍や水疱あり
唾液（ペンライトとミラーを用いた視診）	ミラーと粘膜の間に抵抗なし	抵抗が少し増すが，ミラーは粘膜にくっつく傾向なし	抵抗が明らかに増し，ミラーが粘膜にくっつく or くっつきそうになる

（白石　愛：日静脈経腸栄会誌 **31**：711-717, 2016 を参考に作成）

資料4 代表的な嚥下スクリーニング検査の概要

質問紙法			
聖隷式嚥下質問紙	15項目よりなり，「A：重い症状」「B：軽い症状」「C：症状なし」の三段階で回答する．問1は肺炎の既往，問2は栄養状態，問3～7は咽頭機能，問8～11は口腔機能，問12～14は食道機能，問15は声門防御機構を反映．A回答が1つでもあれば摂食嚥下機能障害ありと判定する．	感度92% 特異度90%	文献1
嚥下障害リスク評価尺度改訂版	ここ3ヵ月くらいの食事中に出現する症状の頻度についての23項目の質問よりなり，その自覚症状を各項目4段階判定，合計得点6点以上を嚥下障害リスクありと判定する．また，一部の項目は嚥下障害リスク他者評価尺度として使用でき，他覚症状から嚥下障害リスクを評価，合計得点3点以上を嚥下障害リスクありと判定する．	感度57.1% 特異度56% (他者評価の場合：感度58.3%，特異度50.0%)	文献2，3
EAT-10日本語版	10項目の質問で構成され，それぞれ5段階で回答する．EAT-10が実施できない場合，もしくは3点以上の場合，摂食嚥下機能に問題を認める可能性が高い．また，3点以上の場合，低栄養やADL制限を認めることが多い．	誤嚥の感度75.8%，特異度74.9%	文献4，5
測定法			
反復唾液嚥下テスト（repetitive saliva swallowing test：RSST）	被験者を背もたれのない椅子に着座させた状態で唾液嚥下を指示．甲状軟骨を触知し，30秒間に何回嚥下できるかを測定，3回/30秒未満を陽性とする．	感度98% 特異度66%	文献6，7
改訂水飲みテスト（modified water swallowing test：MWST）	3mLの冷水を口腔底に入れ，嚥下を指示する．嚥下の有無，呼吸切迫やむせ，湿性嗄声の有無，反復嚥下の可不可により5段階で評価し，4点以上の場合は再来で2施行繰り返し，その中で最も悪い点数を評点とする．3点以下を陽性とする．	感度70% 特異度88%	文献8

(資料4つづき)

食物テスト (food test)	ティースプーン1杯のプリンを舌背前部に置き食させる．MWSTと同様に評価するが，口腔内残留の有無が評価基準に加わる．3点以下を陽性とする．	感度72% 特異度62%	文献8
頸部聴診法	嚥下音と，嚥下前後の呼吸音による咽頭期障害についてのスクリーニング	誤嚥の有無の判別：感度84％，特異度71％ 嚥下障害有無の判別：感度66％，特異度62％	文献9
咳テスト	気道の防御反応を反映することで咳反射の有無を判定する．1％濃度のクエン酸生理食塩水溶液を使用，ネブライザーより噴霧し，鼻栓をした被験者の口から呼吸させる．吸入時間は1分間，咳が5回の出現で咳ありと判定．喘息の既往の患者には行わない．	メッシュ式ネブライザー：感度88％，特異度71%，超音波式ネブライザー：感度87％，特異度89%	文献10，11

文献1　大熊るりほか：日摂食嚥下リハ会誌 **6**：3-8, 2002
文献2　深田順子ほか：日摂食嚥下リハ会誌 **10**：31-42, 2006
文献3　深田順子ほか：日摂食嚥下リハ会誌 **10**：220-230, 2006
文献4　若林秀隆ほか：静脈経腸栄養 **29**：871-876, 2014
文献5　Wakabayashi H：J Nutr Health Aging **20**：22-27, 2016
文献6　小口和代ほか：リハ医学 **37**：375-382, 2000
文献7　小口和代ほか：リハ医学 **37**：383-388, 2000
文献8　Tohara H et al：Dysphagia **18**：126-134, 2003
文献9　Groher ME et al：Dysphagia: Clinical Management in Adults and Children, Elsevier, p178-182, 2009
文献10　Wakasugi Y et al：Odontology **102**：76-80, 2014
文献11　Wakasugi Y et al：Dysphagia **3**：364-370, 2008

IV

巻末資料

資料5　学会分類 2021（とろみ）早見表

	段階1 薄いとろみ 【Ⅲ-3 項】	段階2 中間のとろみ 【Ⅲ-2 項】	段階3 濃いとろみ 【Ⅲ-4 項】
英語表記	Mildly thick	Moderately thick	Extremely thick
性状の説明 （飲んだとき）	「drink」するという表現が適切なとろみの程度 口に入れると口腔内に広がる液体の種類・味や温度によっては，とろみが付いていることがあまり気にならない場合もある 飲み込む際に大きな力を要しない ストローで容易に吸うことができる	明らかにとろみがあることを感じ，かつ「drink」するという表現が適切なとろみの程度 口腔内での動態はゆっくりですぐには広がらない 舌の上でまとめやすい ストローで吸うのは抵抗がある	明らかにとろみが付いていて，まとまりがよい 送り込むのに力が必要 スプーンで「eat」するという表現が適切なとろみの程度 ストローで吸うことは困難
性状の説明 （見たとき）	スプーンを傾けるとすっと流れ落ちる フォークの歯の間から素早く流れ落ちる カップを傾け，流れた後には，うっすらと跡が残る程度の付着	スプーンを傾けるととろとろと流れる フォークの歯の間からゆっくりと流れ落ちる カップを傾け，流れ出た後には，全体にコーティングしたように付着	スプーンを傾けても，形状がある程度保たれ，流れにくい フォークの歯の間から流れ出ない カップを傾けても流れ出ない（ゆっくりと塊となって落ちる）
粘度（mPa・s） 【Ⅲ-5 項】	50〜150	150〜300	300〜500
LST 値（mm） 【Ⅲ-6 項】	36〜43	32〜36	30〜32
シリンジ法による 残留量（mL） 【Ⅲ-7 項】	2.2〜7.0	7.0〜9.5	9.5〜10.0

学会分類 2021 は，概説・総論，学会分類 2021（食事），学会分類 2021（とろみ）から成り，それぞれの分類には早見表を作成した．本表は学会分類 2021（とろみ）の早見表である．本表を使用するにあたっては必ず「嚥下調整食学会分類 2021」の本文を熟読されたい．なお，本表中の【　】表示は，本文中の該当箇所を指す．

粘度：コーンプレート型回転粘度計を用い，測定温度 20℃，ずり速度 50 s^{-1} における 1 分後の粘度測定結果【Ⅲ-5 項】．

LST 値：ラインスプレッドテスト用プラスチック測定板を用いて内径 30 mm の金属製リングに試料を 20 mL 注入し，30 秒後にリングを持ち上げ，30 秒後に試料の広がり距離を 6 点測定し，その平均値を LST 値とする【Ⅲ-6 項】．

注 1．LST 値と粘度は完全には相関しない．そのため，特に境界値付近においては注意が必要である．

注 2．ニュートン流体では LST 値が高く出る傾向があるため注意が必要である．

注 3．10 mL のシリンジ筒を用い，粘度測定したい液体を 10 mL まで入れ，10 秒間自然落下させた後のシリンジ内の残留量である．

（日本摂食嚥下リハビリテーション学会 嚥下調整食委員会：日摂食嚥下リハ会誌 25：135-149, 2021 より許諾を得て転載）

資料6　乳児の食事摂取基準（1日あたり）

エネルギー・栄養素		策定項目	0~5(月) 男児	0~5(月) 女児	6~8(月) 男児	6~8(月) 女児	9~11(月) 男児	9~11(月) 女児
エネルギー (kcal/日)		推定エネルギー必要量	550	500	650	600	700	650
たんぱく質 (g/日)		目安量	10		15		25	
脂質	脂質 (% エネルギー)	目安量	50		40			
	飽和脂肪酸 (% エネルギー)		―		―		―	
	n-6系脂肪酸 (g/日)	目安量	4		4			
	n-3系脂肪酸 (g/日)	目安量	0.9		0.8			
炭水化物	炭水化物 (% エネルギー)		―		―			
	食物繊維 (g/日)		―		―			
ビタミン	脂溶性 ビタミンA (µgRAE/日)*1	目安量	300		400			
		耐容上限量	600		600			
	ビタミンD (µg/日)	目安量	5		5			
		耐容上限量	25		25			
	ビタミンE (mg/日)	目安量	3		4			
	ビタミンK (µg/日)	目安量	4		7			
	水溶性 ビタミンB1 (mg/日)	目安量	0.1		0.2			
	ビタミンB2 (mg/日)	目安量	0.3		0.4			
	ナイアシン (mgNE/日)*2	目安量	2		3			
	ビタミンB6 (mg/日)	目安量	0.2		0.3			
	ビタミンB12 (µg/日)	目安量	0.4		0.5			
	葉酸 (µg/日)	目安量	40		60			
	パントテン酸 (mg/日)	目安量	4		5			
	ビオチン (µg/日)	目安量	4		5			
	ビタミンC (mg/日)	目安量	40		40			
ミネラル	多量 ナトリウム (mg/日)	目安量	100		600			
	(食塩相当量) (g/日)	目安量	0.3		1.5			
	カリウム (mg/日)	目安量	400		700			
	カルシウム (mg/日)	目安量	200		250			
	マグネシウム (mg/日)	目安量	20		60			
	リン (mg/日)	目安量	120		260			
	微量 鉄 (mg/日)*3	目安量	0.5		―			
		推定平均必要量	―		3.5	3.5	3.5	3.5
		推奨量	―		5	4.5	5	4.5
	亜鉛 (mg/日)	目安量	2		3			
	銅 (mg/日)	目安量	0.3		0.3			
	マンガン (mg/日)	目安量	0.01		0.5			
	ヨウ素 (µg/日)	目安量	100		130			
		耐容上限量	250		250			
	セレン (µg/日)	目安量	15		15			
	クロム (µg/日)	目安量	0.8		1			
	モリブデン (µg/日)	目安量	2		3			

*1：プロビタミンA カロテノイドを含まない.
*2：0~5 ヵ月児の目安量の単位は mg/日.
*3：6~11 ヵ月は 1 つの月齢区分として男女別に算定した.
[厚生労働省：日本人の食事摂取基準（2020 年版）<https://www.mhlw.go.jp/stf/newpage_08517.html>（2023 年 3 月閲覧）より引用]

資料7　小児（1〜5歳）の食事摂取基準（1日あたり）

エネルギー・栄養素			策定項目	小児（1〜2歳）男児	女児	小児（3〜5歳）男児	女児
身体活動レベル				II		II	
エネルギー (kcal/日)			推定エネルギー必要量	950	900	1300	1250
たんぱく質 (g/日)			推奨量	20		25	
脂質	脂質 (%エネルギー)		目標量	20〜30*1		20〜30*1	
	飽和脂肪酸 (%エネルギー)		目標量	—		10以下*1	
	n-6系脂肪酸 (g/日)		目安量	4		6	
	n-3系脂肪酸 (g/日)		目安量	0.7	0.8	1.1	1.0
炭水化物	炭水化物 (%エネルギー)		目標量	50〜65*1		50〜65*1	
	食物繊維 (g/日)		目標量	—		8以上	
ビタミン	脂溶性	ビタミンA (μgRAE/日)*2	推奨量	400	350	450	500
			耐容上限量	600	600	700	850
		ビタミンD (μg/日)	目安量	3.0	3.5	3.5	4.0
			耐容上限量	20		30	
		ビタミンE (mg/日)*3	目安量	3.0		4.0	
			耐容上限量	150		200	
		ビタミンK (μg/日)	目安量	50	60	60	70
	水溶性	ビタミンB₁ (mg/日)	推奨量	0.5		0.7	
		ビタミンB₂ (mg/日)	推奨量	0.6	0.5	0.8	
		ナイアシン (mgNE/日)*4	推奨量	6	5	8	7
			耐容上限量	60 (15)		80 (20)	
		ビタミンB₆ (mg/日)	推奨量	0.5		0.6	
			耐容上限量	10		15	
		ビタミンB₁₂ (μg/日)	推奨量	0.9		1.1	
		葉酸 (μg/日)	推奨量	90		110	
			耐容上限量	200		300	
		パントテン酸 (mg/日)	目安量	3	4	4	
		ビオチン (μg/日)	目安量	20		20	
		ビタミンC (mg/日)	推奨量	40		50	
ミネラル	多量	ナトリウム (mg/日)	推奨量	—		—	
		(食塩相当量) (g/日)	目標量	3.0未満		3.5未満	
		カリウム (mg/日)	目安量	900		1,000	
			目標量	—		1,400以上	
		カルシウム (mg/日)	推奨量	450	400	600	550
		マグネシウム (mg/日)*5	推奨量	70		100	
		リン (mg/日)	目安量	500		700	
	微量	鉄 (mg/日)	推定平均必要量	3.0		4.0	
			推奨量	4.5		5.5	
			耐容上限量	25	20	25	
		亜鉛 (mg/日)	推奨量	3		4	3
		銅 (mg/日)	推奨量	0.3		0.4	0.3
		マンガン (mg/日)	目安量	1.5		1.5	
		ヨウ素 (μg/日)	推奨量	50		60	
			耐容上限量	300		400	
		セレン (μg/日)	推奨量	10		15	10
			耐容上限量	100		100	
		クロム (μg/日)	推奨量	—		—	
		モリブデン (μg/日)	推奨量	10		10	

*1：範囲に関しては，概ねの値を示したものであり，弾力的に運用すること.
*2：推定平均必要量，推奨量はプロビタミンA カロテノイドを含む．耐容上限量は，プロビタミンA カロテノイドを含まない.
*3：α-トコフェロールについて算定した．α-トコフェロール以外のビタミンE は含んでいない.
*4：耐容上限量は，ニコチンアミドの重量 (mg/日)，（ ）内はニコチン酸の重量 (mg/日).
*5：通常の食品以外からの摂取量の耐容上限量は，小児では5 mg/kg体重/日とした．通常の食品からの摂取の場合，耐容上限量は設定しない.

[厚生労働省：日本人の食事摂取基準（2020年版）より引用]（URL は資料6参照）

資料8　小児（6〜9歳）の食事摂取基準（1日あたり）

エネルギー・栄養素		策定項目	小児（6〜7歳）男児	女児	小児（8〜9歳）男児	女児
身体活動レベル			I　II　III	I　II　III	I　II　III	I　II　III
エネルギー（kcal/日）		推定エネルギー必要量	1,350　1,550　1,750	1,250　1,450　1,650	1,600　1,850　2,100	1,500　1,700　1,900
たんぱく質（g/日）		推奨量	30	30	40	40
脂質	脂質　（％エネルギー）	目標量	20〜30*1	20〜30*1	20〜30*1	20〜30*1
	飽和脂肪酸　（％エネルギー）	目標量	10以下*1	10以下*1	10以下*1	10以下*1
	n−6系脂肪酸　（g/日）	目安量	8	7	8	7
	n−3系脂肪酸　（g/日）	目安量	1.5	1.3	1.5	1.3
炭水化物	炭水化物　（％エネルギー）	目標量	50〜65*1	50〜65*1	50〜65*1	50〜65*1
	食物繊維　（g/日）	目標量	10以上	10以上	11以上	11以上
ビタミン（脂溶性）	ビタミンA　（μgRAE/日）*2	推奨量	400	400	500	500
		耐容上限量	950	1,200	1,200	1,500
	ビタミンD　（μg/日）	目安量	4.5	5.0	5.0	6.0
		耐容上限量	30	30	40	40
	ビタミンE　（mg/日）*3	目安量	5.0	5.0	5.0	5.0
		耐容上限量	300	300	350	350
	ビタミンK　（μg/日）	目安量	80	90	90	110
ビタミン（水溶性）	ビタミンB1　（mg/日）	推奨量	0.8	0.8	1.0	0.9
	ビタミンB2　（mg/日）	推奨量	0.9	0.9	1.1	1.0
	ナイアシン　（mgNE/日）*4	推奨量	9	8	11	10
		耐容上限量	100（30）	100（30）	150（35）	150（35）
	ビタミンB6　（mg/日）	推奨量	0.8	0.7	0.9	0.9
		耐容上限量	20	20	25	25
	ビタミンB12　（μg/日）	推奨量	1.3	1.3	1.6	1.6
	葉酸　（μg/日）	推奨量	140	140	160	160
		耐容上限量	400	400	500	500
	パントテン酸　（mg/日）	目安量	5	5	6	5
	ビオチン　（μg/日）	目安量	30	30	30	30
	ビタミンC　（mg/日）	推奨量	60	60	70	70
ミネラル（多量）	ナトリウム　（mg/日）	推奨量	—	—	—	—
	（食塩相当量）　（g/日）	目標量	4.5未満	4.5未満	5未満	5未満
	カリウム　（mg/日）	目安量	1,300	1,200	1,500	1,500
		目標量	1,800以上	1,800以上	2,000以上	2,000以上
	カルシウム　（mg/日）	推奨量	600	550	650	750
	マグネシウム　（mg/日）*5	推奨量	130	130	170	160
	リン　（mg/日）	目安量	900	800	1,000	1,000
ミネラル（微量）	鉄　（mg/日）	推定平均必要量	5.0	4.5	6.0	6.0
		推奨量	5.5	5.5	7.0	7.5
		耐容上限量	30	30	35	35
	亜鉛　（mg/日）	推奨量	5	4	6	5
	銅　（mg/日）	推奨量	0.4	0.4	0.5	0.5
	マンガン　（mg/日）	目安量	2.0	2.0	2.5	2.5
	ヨウ素　（μg/日）	推奨量	75	75	90	90
		耐容上限量	550	550	700	700
	セレン　（μg/日）	推奨量	15	15	20	20
		耐容上限量	150	150	200	200
	クロム　（μg/日）	推奨量	—	—	—	—
	モリブデン　（μg/日）	推奨量	15	15	20	15

*1：範囲に関しては，概ねの値を示したものであり，弾力的に運用すること．
*2：推定平均必要量，推奨量はプロビタミンAカロテノイドを含む．耐容上限量は，プロビタミンAカロテノイドを含まない．
*3：α-トコフェロールについて算定した．α-トコフェロール以外のビタミンEは含んでいない．
*4：耐容上限量は，ニコチンアミドの重量（mg/日），（　）内はニコチン酸の重量（mg/日）．
*5：通常の食品以外からの摂取量の耐容上限量は，小児では5mg/kg体重/日とした．通常の食品からの摂取の場合，耐容上限量は設定しない．

[厚生労働省：日本人の食事摂取基準（2020年版）より引用]（URLは資料6参照）

IV　巻末資料

資料9　小児（10〜14歳）の食事摂取基準（1日あたり）

エネルギー・栄養素		策定項目	小児（10〜11歳）						小児（12〜14歳）					
			男児			女児			男児			女児		
身体活動レベル			I	II	III	I	II	III	I	II	III	I	II	III
エネルギー（kcal/日）		推定エネルギー必要量	1,950	2,250	2,500	1,850	2,100	2,350	2,300	2,600	2,900	2,150	2,400	2,700
たんぱく質（g/日）		推奨量	45			50			60			55		
脂質	脂質（%エネルギー）	目標量	20〜30*1						20〜30*1					
	飽和脂肪酸（%エネルギー）	目標量	10以下*1						10以下*1					
	n-6系脂肪酸（g/日）	目安量	10			8			11			9		
	n-3系脂肪酸（g/日）	目安量	1.6						1.9			1.6		
炭水化物	炭水化物（%エネルギー）	目標量	50〜65*1						50〜65*1					
	食物繊維（g/日）	目標量	13以上						17以上					
ビタミン（脂溶性）	ビタミンA（μgRAE/日）*2	推奨量	600						800			700		
		耐容上限量	1,500			1,900			2,100			2,500		
	ビタミンD（μg/日）	目安量	6.5			8.0			8.0			9.5		
		耐容上限量	60						80					
	ビタミンE（mg/日）*3	目安量	5.5						6.5			6.0		
		耐容上限量	450						650			600		
	ビタミンK（μg/日）	目安量	110			140			140			170		
ビタミン（水溶性）	ビタミンB1（mg/日）	推奨量	1.2			1.1			1.4			1.3		
	ビタミンB2（mg/日）	推奨量	1.4			1.3			1.6			1.4		
	ナイアシン（mgNE/日）*4	推奨量	13			10			15			14		
		耐容上限量	200（45）			150（45）			250（60）					
	ビタミンB6（mg/日）	推奨量	1.1						1.4			1.3		
		耐容上限量	30						40					
	ビタミンB12（μg/日）	推奨量	1.9						2.4					
	葉酸（μg/日）	推奨量	190						240					
		耐容上限量	700						900					
	パントテン酸（mg/日）	目安量	6						7			6		
	ビオチン（μg/日）	目安量	40						50					
	ビタミンC（mg/日）	推奨量	85						100					
ミネラル（多量）	ナトリウム（mg/日）	推奨量	—						—					
	（食塩相当量）（g/日）	目安量	6.0未満						7.0未満			6.5未満		
	カリウム（mg/日）	目安量	1,800						2,300			1,900		
		目標量	2,200以上			2,000以上			2,400以上					
	カルシウム（mg/日）	推奨量	700			750			1,000			800		
	マグネシウム（mg/日）*5	推奨量	210			220			290					
	リン（mg/日）	目安量	1,100			1,000			1,200			1,000		
ミネラル（微量）	鉄（mg/日）*6	推定平均必要量	7.0			7.0（10.0）			8.0			7.0（10.0）		
		推奨量	8.5			8.5（12.0）			10.0			8.5（12.0）		
		耐容上限量	35						40					
	亜鉛（mg/日）	推奨量	7			6			10			8		
	銅（mg/日）	推奨量	0.6						0.8					
	マンガン（mg/日）	目安量	3.0						4.0					
	ヨウ素（μg/日）	推奨量	110						140					
		耐容上限量	900						2,000					
	セレン（μg/日）	推奨量	25						30					
		耐容上限量	250						350			300		
	クロム（μg/日）	推奨量	—						—					
	モリブデン（μg/日）	推奨量	20						25					

*1：範囲に関しては、概ねの値を示したものであり、弾力的に運用すること.
*2：推定平均必要量、推奨量はプロビタミンAカロテノイドを含む. 耐容上限量は、プロビタミンAカロテノイドを含まない.
*3：α-トコフェロールについて算定した. α-トコフェロール以外のビタミンEは含んでいない.
*4：耐容上限量は、ニコチンアミドの重量（mg/日）、（ ）内はニコチン酸の重量（mg/日）.
*5：通常の食品以外からの摂取量の耐容上限量は、小児では5mg/kg体重/日とした. 通常の食品からの摂取の場合、耐容上限量は設定しない.
*6：女児の推定平均必要量、推奨量の（ ）内は、月経血ありの値である.
［厚生労働省：日本人の食事摂取基準（2020年版）より引用］（URLは資料6参照）

資料 10 AWGS（Asian Working Group for Sarcopenia）2019

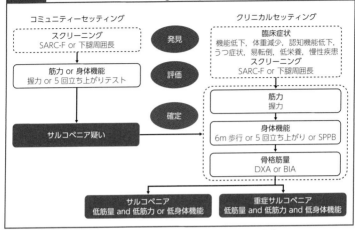

（Chen LK et al：J Am Med Dir Assoc **21**：300-307, 2020 より引用）

資料 11 AWGS2019 の基準値一覧

	男性	女性
下腿周囲長	＜34 cm	＜33 cm
握力	＜28 kg	＜18 kg
SARC-F	≧4	
5 回立ち上がりテスト	≧12 秒	
歩行速度	＜1.0 m/秒	
SPPB	≦9	
SMI	DXA：＜7.0 kg/m² BIA ：＜7.0 kg/m²	DXA：＜5.4 kg/m² BIA ：＜5.7 kg/m²

SPPB：short physical performance battery
SMI：skeletal muscle mass index（骨格筋指数）
DXA：dual-energy X-ray absorptiometry（二重エネルギーX線吸収測定法）
BIA：bioelectrical impedance analysis（生体電気インピーダンス法）
（Chen LK et al：J Am Med Dir Assoc **21**：300-307, 2020 より引用）

資料12 透析患者の低栄養の指標

身体計測

- BMI 18.5 kg/m^2 未満
- 上腕筋面積が JARD2001 の平均より 10％以上低下

身体機能

- 握力（男性 26 kg 未満，女性 18 kg 以下）や膝伸展筋力（体重の 40％未満）の低下
- 最大酸素摂取量（$\dot{V}O_2$ peak）17.5 mL/ 分 /kg 未満
- 6 分間歩行テスト 350 m 未満，10 m 歩行速度 0.8 m/ 秒未満，timed and up and go test（TUG）12 秒未満，short physical performance battery（SPPB）7 点以下

生化学的指標

- 血清アルブミン濃度　3.5 g/dL 未満
- トランスサイレチン（プレアルブミン）　30 mg/dL 未満
- タンパク異化率（PCR）　0.75 g/ 日未満，標準化タンパク異化率（nPCR）0.8 g/kg/ 日未満

複合的指標

- 主観的包括的評価（SGA）中等度栄養不良ないし高度栄養不良
- mini nutritional assessment（MNA）24 点未満，MNA-short form（MNA-SF）11 点以下
- geriatric nutritional risk index［GNRI：14.89×血清アルブミン値（g/dL）+41.7×（DW/IBW）］91 未満
- malnutrition-inflammation score（MIS）8 点以上
- survival index［SI：10−（0.4×Age）+（0.3×BMI）+（0.7×血清クレアチニン）+（0.6×血清アルブミン）+（0.03×血清総コレステロール）−（血清リン）−（2×CVDs）+（2×AVF）］12.7 未満
- nutritional risk index for Japanese hemodialysis patients（NRI-JH）
    BMI 20 未満 3 点
    血清アルブミン値　3.6 g/dL 未満 4 点
    血清総コレステロール値　130 mg/dL 未満 1 点
    血清クレアチニン値　9.7 mg/dL 未満 4 点
    合計点数　7 以下　低リスク群
    　　　　　8〜10　中リスク群
    　　　　　11 以上　高リスク群
    中等度あるいは高度リスク群

（加藤明彦ほか：透析会誌 **52**：319-325, 2019 より引用）

資料 13 CKD ステージによる食事療法基準

ステージ (GFR)	エネルギー (kcal/kgBW/日)	たんぱく質 (g/kgBW/日)	食塩 (g/日)	カリウム (mg/日)
ステージ1 (GFR≧90)	25〜35	過剰な摂取 をしない	3≦ <6	制限なし
ステージ2 (GFR 60〜89)		過剰な摂取 をしない		制限なし
ステージ3a (GFR 45〜59)		0.8〜1.0		制限なし
ステージ3b (GFR 30〜44)		0.6〜0.8		≦2,000
ステージ4 (GFR 15〜29)		0.6〜0.8		≦1,500
ステージ5 (GFR<15)		0.6〜0.8		≦1,500
5D（透析療法中）	別表			

注）エネルギーや栄養素は，適正な量を設定するために，合併する疾患（糖尿病，肥満など）のガイドラインなどを参照して病態に応じて調整する．性別，年齢，身体活動度などにより異なる．
注）体重は基本的に標準体重（BMI＝22）を用いる．
（日本腎臓学会：日腎会誌 56：564, 2014 より許諾を得て転載）

資料 14 CKD ステージによる食事療法基準（別表）

ステージ 5D	エネルギー (kcal/ kgBW/日)	たんぱく質 (g/kgBW/日)	食塩 (g/日)	水分	カリウム (mg/日)	リン (mg/日)
血液透析 （週3回）	30〜35 注1, 2)	0.9〜1.2 注1)	<6 注3	できるだけ 少なく	≦2,000	≦たんぱく質 (g) ×15
腹膜透析	30〜35 注1, 2, 4)	0.9〜1.2 注1)	PD 除水量 (L) ×7.5+ 尿量 (L) ×5	PD 除水量 ＋尿量	制限なし 注5)	≦たんぱく質 (g) ×15

注1）体重は基本的に標準体重（BMI＝22）を用いる．
注2）性別，年齢，合併症，身体活動度により異なる．
注3）尿量，身体活動度，体格，栄養状態，透析間体重増加を考慮して適宜調整する．
注4）腹膜吸収ブドウ糖からのエネルギー分を差し引く．
注5）高カリウム血症を認める場合には血液透析同様に制限する．
（日本腎臓学会：日腎会誌 56：564, 2014 より許諾を得て転載）

IV 巻末資料

索　引

欧　文

A

AAA（aromatic amino acid）　63
AC（arm circumference）　5, 6, 12
ACE 阻害薬　36
Advance Care Planning　36
AF（activity factor）　19, 125
AKI（acute kidney injury）　128
Alb（albumin）　14, 15, 123, 200
AMA（arm muscle area）　9
AMC（arm muscle circumference）　9
ARF（acute renal failure）　128
ASPEN ガイドライン　21, 22
AWGS（Asian Working Group for Sarcopenia）2019　98, 215

B

BCAA（branched chain amino acid）　63, 116, 119, 120
BEE（basal energy expenditure）　19, 125
BIA（bioelectrical impedance analysis）　12, 98, 215
BMI（body mass index）　3, 4
BMR（basal metabolic rate）　18
BNA（basic nutrient admixture）　67
BT（bacterial translocation）　51, 141
BW（body weight）　125

C

C 反応性タンパク　15
CC（calf circumference）　7, 9, 12
CINV（chemotherapy-induced nausea and vomiting）　154
CKD（chronic kidney disease）　128, 131, 132, 217
CONUT（Controlling Nutritional Status）　16, 110
COPD（chronic obstructive pulmonary disease）　63, 114-121
CRBSI（catheter-related bloodstream infection）　76, 103

CRF（chronic renal failure）　128
Crohn 病　122, 125, 127
CRP　15
CTCAE v5.0（Common Terminology Criteria for Adverse Events version 5.0）　154, 156, 157, 189
CVC（central venous catheter）　71, 76

D

dehydration　92
DXA（dual-energy X-ray absorptiometry）　12, 98, 215

E

EAT-10 日本語版　208
ED（elemental diet）　54, 122, 126
enteral nutrition（☞経腸栄養法）
EPA（eicosapentaenoic acid）　64
ERAS（enhanced recovery after surgery）　145, 147

F

Fischer 比　63
FM（fat mass）　116
food test　209

G

GLIM（Global Leadership Initiative on Malnutrition）基準　11, 13
GNRI（Geriatric Nutritional Risk Index）　16, 17, 171

H

Harris-Benedict 式　19, 23, 125, 143, 150
HbA1c　15
HEN（home enteral nutrition）　168, 193, 194
Holliday-Segar の計算式　91
HPN（home parenteral nutrition）　168, 193, 194
hypovolemia　92

I

IBW (ideal body weight) 3, 4, 118, 125
IL-6 116, 120
immunonutrition 63

J

Japan Coma Scale (JCS) 37, 38
JARD2001 10

K・L

Kaup 指数 86, 87
LBM (lean body mass) 116
Long の式 18

M

Maroni の式 130
Medical Care Station (MCS) 203
MNA® (Mini Nutritional Assessment) 2, 99, 101, 171
MNA®-SF (Mini Nutritional Assessment-Short Form) 99, 100, 193
mTOR (mammalian target of rapamysin) 1 121
MUST (Malnutrition Universal Screening Tool) 2, 186, 206
MWST (modified water swallowing test) 35, 208

N

n-3 系多価不飽和脂肪酸 63, 121
NB (nitrogen balance) 14
NOMI (non-occlusive mesenteric ischemia) 142
NPC/N 比 (non-protein calorie/nitrogen) 23, 83, 126, 131, 150
——の計算式 132
nPCR (normalized protein catabolic rate) 130
nPNA (normalized protein nitrogen appearance) 130
NPPV (noninvasive positive pressure ventilation) 115
NRI-JH (nutritional risk index for Japanese hemodialysis patients) 130

NRS-2002 (Nutritional Risk Screening 2002) 2, 123, 206
NST (nutrition support team) 104, 163, 182
——カンファレンス 164

O

OMM (own mother's milk) 95
ONS (oral nutritional supplements) 48, 188

P

parenteral nutrition solution 67
PEG (percutaneous endoscopic gastrostomy) 52, 136
PEG-J (PEG with jejunal extension) 53, 60
PEJ (percutaneous endoscopic jejunostomy) 53, 60
PEM (protein energy malnutrition) 123, 200
PEW (protein energy wasting) 128, 129
PICC (peripherally inserted central catheter) 74
PN (parenteral nutrition) 21, 66-84
PNI (Prognostic Nutritional Index) 123
PPE (personal protective equipment) 58
PPN (peripheral parenteral nutrition) 66-68, 103, 126
PSGA (Pediatric Subjective Global Assessment) 87
PTEG (percutaneous trans-esophageal gastro-tubing) 53

R

REE (resting energy expenditure) 18, 19, 116, 117, 125, 207
ROAG (Revised Oral Assessment Guide) 29, 32, 207
Rohrer 指数 86, 87
RQ (respiratory quotient) 19
RSST (repetitive saliva swallowing test) 35, 37, 208

RTH 製剤　55
RTP（rapid turnover protein）　14, 15, 116, 186

S

sarcopenia（☞サルコペニアも見よ）　98
SF（stress factor）　19
SGA（Subjective Global Assessment）　2, 123, 140, 186
SIADH（syndrome of inappropriate secretion of antidiuretic hormone）　93, 136
Smedley 型握力計　7, 8, 69
SPN（supplemental parenteral nutrition）　66, 67, 69
SPPB（short physical performance battery）　98, 215
STAMP©（Screening Tool for the Assessment of Malnutrition in Paediatrics）　88
STRONGkids（Screening Tool for Risk on Nutritional Status and Growth）　88

T

TEE（total energy expenditure）　18, 19, 125
TNA（total nutrient admixture）　67
TNF-α　116, 124, 127
TPN（total parenteral nutrition）　66-69, 103, 126
TSF（triceps skinfold thickness）　5, 6

U

UC（ulcerative colitis）　122, 125, 126
UN（urea nitrogen）　14
UUN（urine urea nitrogen）　14, 15

V

VE（videoendoscopic examination of swallowing）　35, 36, 37, 200
VF（videofluoroscopic examination of swallowing）　35, 36, 37, 200
VLBW（very low birth weight）児　96

W・X

Waterlow 分類　86, 87, 94
Wernicke 脳症　26, 83
W/H 比（waist to hip ratio）　9
X 線撮影　59, 73

和　文

あ

アイスマッサージ　40
亜鉛　15, 16, 26, 88, 153
　　——欠乏　157, 158
悪性腫瘍患児　86
握力　10, 98
　　——測定　7, 8
アセレンド®　127
アダリムマブ　122
アプレピタント　154
アポタンパク　81
アポリポタンパク　82
アミノ酸　90, 126, 149
　　——加糖電解質輸液製剤　83
　　——代謝異常　128
アルギニン　63, 85
アルコール依存症　27
アルブミン（Alb）　14, 15, 123, 200
安静時エネルギー消費量（REE）　18, 19, 116, 117, 125, 207

い

医師の役割　107, 163
維持輸液　91, 92
胃食道逆流　52
椅子立ち上がり訓練　139
椅子での姿勢　45
一体型輸液ライン　76, 77
イリノテカン　155, 156
胃瘻　50, 56, 60
インサーテープ　5
インスリン抵抗性　49, 128, 129
インターロイキン（IL）-6　116, 120
咽頭期摂食嚥下障害　35
咽頭残留　35
インフリキシマブ　122
インラインフィルター　76, 77

う

ウエスト周囲径　8, 10
ウエスト/ヒップ比　9
ウェルニッケ（Wernicke）脳症　26, 83
ウステキヌマブ　122
運動療法　110, 120

え

英国 NICE 診療ガイドライン　27
エイコサペンタエン酸（EPA）　64
栄養アセスメント　11, 99
栄養管理計画書　160, 161
栄養管理シート　186, 187
栄養剤（☞経腸栄養剤も見よ）　54, 55, 63
栄養サポートチーム（NST）　104, 163, 182, 196
栄養サポートチーム加算　106, 107, 110, 164, 177
栄養サマリー　173, 174
栄養障害　19
栄養情報提供書　178, 179
栄養スクリーニング　2, 11, 99
栄養素摂取過剰　139
栄養素摂取不足　139
栄養投与経路　21, 22
栄養投与ルート　56
栄養評価　2-28, 86, 140, 176, 183
　──項目　117
栄養マネジメント強化加算　201
栄養輸液　67
腋窩静脈　75
エコーガイド下穿刺　71, 74
エネフリード®　83
エネルギー投与量　18, 23, 90, 125, 143
エネルギー必要量　23, 89, 125
エピネフリン　116
エレンタール®　127
嚥下エコー　200
嚥下機能評価　37, 199, 200
嚥下障害［☞摂食嚥下（機能）障害も見よ］
　──の原因となりうる薬剤　34
　──リスク評価尺度改訂版　208
嚥下スクリーニング検査　37, 208
嚥下造影検査（VF）　35, 36, 37, 200

嚥下促通法　40
嚥下調整食学会分類 2021　41, 42, 47
嚥下内視鏡検査（VE）　35, 36, 37, 200
炎症性腸疾患　122-127

お

嘔吐　59, 154, 189
悪心　154, 189
オレキシン　116

か

外頸静脈　73
開口訓練　40
外腸骨静脈　73
改訂口腔アセスメントガイド（ROAG）
　29, 32, 207
改訂水飲みテスト（MWST）　35, 208
ガイドワイヤー　71, 74
潰瘍性大腸炎（UC）　122, 125, 126
外来 NST　182, 185, 188
外来栄養管理計画　183
外来での栄養療法導入　182-189
カウプ（Kaup）指数　86, 87
過栄養リスク　139
化学療法　151-158
　──誘発悪心・嘔吐（CINV）　154
拡大カンファレンス　177
過剰栄養　19
下腿周囲長（CC）　7, 9, 12
下大静脈　73
学会分類 2021　41, 42, 47
　──（とろみ）早見表　47, 210
活動係数（AF）　19, 125
カテーテル関連血流感染症（CRBSI）
　76, 103
カテーテル先端　52, 59, 103
　──位置異常（ずれ）　73, 74, 76
可動域訓練　40
カリウム　25, 119, 217
カルシウム　25, 119
がん悪液質　27
簡易懸濁法　60
がん化学（放射線）療法中の栄養管理
　151-158
がん患者用栄養剤　64
看護師の役割　105, 163

間接訓練　39, 40
間接熱量計　23, 125, 143, 149
間接熱量測定　18, 19
感染対策　54
カンファレンス　177, 178, 182, 194
肝不全用栄養剤　63
管理栄養士の役割　106, 163

き

機械的合併症　65
飢餓状態　27
気胸　73
義歯調整　36
基礎エネルギー消費量（BEE）　19, 125
基礎代謝量（BMR）　18
逆血　71, 74
キャリパー　5
急性期栄養評価　140
急性腎障害（AKI）　128
急性腎不全（ARF）　128
急性膵炎　66
急速投与　82
牛乳　148
巨赤芽球性貧血　16
居宅療養管理指導　193
記録法　129
筋肉量　98
　　——減少　11
筋力増強訓練　39, 40

く

空腸瘻　50, 53
くも膜下出血　133
グリコアルブミン　15
グリコヘモグロビン　15
グルコース　15, 23
グルタミン　63
グレリン　116
クロム　26
クローン（Crohn）病　122, 125, 127

け

ケアカンファレンス　178
ケアプロトコル　30
経管栄養経路　52
経管栄養法　21, 50

　　——に関する decision tree　52, 53
経管栄養ルートの選択　103
経口栄養剤　186, 189
経口摂取　21, 29-49, 103
経口的栄養補助（ONS）　48, 188
経口補水　147
経腸栄養剤（☞栄養剤も見よ）　49, 63
　　——の細菌汚染　51
経腸栄養法　21, 50-65, 126
　　——開始条件　50
　　——合併症　65
　　——禁忌　50
　　——注意点　51
　　——投与ルート　52
経鼻アクセス　50, 52, 56, 58
経鼻カテーテルの管理　56
経鼻経胃カテーテル　58
経皮経食道胃管挿入術（PTEG）　53
経皮内視鏡的胃瘻造設術（PEG）　52,
　136
経皮内視鏡的空腸瘻造設術（PEJ）　53,
　60
頸部聴診法　209
経瘻孔カテーテルの管理　56
外科的空腸瘻造設　53
血液検査　14
血清タンパク質　10
血清トリグリセリド値　82
血栓性静脈炎　75
血糖コントロール　136
下痢　65, 156, 189
肩甲下静脈　75
言語聴覚士の役割　111
検体検査　14
現体重（BW）　125

こ

コアリング　80
抗 TNF-α 抗体製剤　127
高カリウム血症　128, 131, 217
高カロリー輸液（TNA）　67
　　——栄養　103
　　——基本液（BNA）　67
抗がん薬　154, 186
口腔機能アセスメントツール　29
口腔ケア　31, 32

口腔スクリーニング　31
口腔清掃に対する自立度　29
口腔内評価　31
口腔粘膜炎　152
高血糖　51
抗コリン作用　36
高次脳機能障害　111, 134
高ナトリウム血症　92
抗利尿ホルモン　92
　　——不適切分泌症候群（SIADH）　93, 136
高リン血症　128
高齢者　97-103, 170
　　——栄養ルートの選択　102
誤嚥　35, 36, 41
　　——性肺炎　35, 36, 65, 194
呼吸器疾患患者　114-121
呼吸筋酸素消費量　117
呼吸商　19, 118, 119
呼吸不全用栄養剤　63
極低出生体重（VLBW）児　96
個人防護具（PPE）　58
誤穿刺　75
誤挿入　59
献立別摂取割合調査法　129

さ

在胎週数　96
在宅　190-203
　　——NST　190, 194, 196
　　——医療での嚥下機能評価　199, 200
　　——栄養療法　183
　　——患者訪問栄養食事指導料　193
　　——経腸栄養法（HEN）　168, 193, 194
　　——静脈栄養法（HPN）　168, 193, 194
　　——リハビリテーション介入　189
催吐性リスク　154
作業療法士の役割　111, 163
鎖骨下静脈　72, 73, 75
サルコペニア　9, 33, 36, 98, 129, 139
酸化マグネシウム　60
三大栄養素　23

し

歯科医師の役割　108, 163
歯科衛生士の役割　109, 163
事故抜去　61
脂質　85
　　——可溶化タンパク　81
　　——代謝異常　128
施設での栄養療法　190-203
施設入所予定者　173
自宅退院時の栄養指導　168
失語　134
失行　134
失認　134
脂肪　23, 89
　　——乳剤　23, 70, 76, 80, 81
社会的フレイル　171
尺側皮静脈　73, 74, 75
視野障害　138
集学的治療　144
周術期　144-150
重症患者（重症病態下）　140-143
重症感染症　66
重症急性膵炎　66
重症敗血症　66
重篤副作用疾患別対応マニュアル　157, 158
主観的包括的評価（SGA）　2, 123, 140, 186
術前経口補水　147
術前絶飲食ガイドライン　147
腫瘍壊死因子（TNF）-α　116, 124, 127
循環作動薬　142
消化管瘻アクセス　50, 52, 56
消化管粘膜障害　156
消化器関連合併症　65
消化器疾患患者　122-127
硝酸銀焼灼　62
脂溶性ビタミン　26
小児　85-96
　　——維持輸液量　92
　　——栄養必要量の算定　89
　　——栄養評価法　86
　　——食事摂取基準（1〜5歳）　212
　　——食事摂取基準（6〜9歳）　213
　　——食事摂取基準（10〜14歳）　214
　　——腎機能障害　88

──水・電解質管理　91
──バイタルサイン　92
静脈栄養法（PN）　21, 66-84
──種類　69
──適応　66
──投与ルート　68
上腕筋囲長（AMC）　9
上腕筋面積（AMA）　9
上腕三頭筋部皮下脂肪厚（TSF）　5, 6
上腕周囲長（AC）　5, 6, 12
上腕静脈　74, 75
上腕動脈　75
食形態の工夫　158
食形態早見表　178, 180, 181
食事介助　43, 45, 47
食事の粘度調整　46
褥瘡　51, 166, 169
食品調整　41
食品濃厚流動食　49
食物摂取頻度調査法　129
食物繊維　25, 127
食物テスト　209
除脂肪体重（LBM）　116
ショック状態　142
シリンジ操作　80
シロスタゾール　36
神経性食思不振症　27
人工呼吸器管理　135
人工乳　147, 148
人工濃厚流動食　103
腎疾患　128-132
侵襲期　149
新生児　85, 95
腎性貧血　128
腎前性高窒素血症　83
身体計測　3
身長測定　3
浸透圧性脱髄症候群　25
腎不全　128, 129
──用栄養剤　63

す
推定身長　3
水分投与量　25
水溶性食物繊維　127
水溶性ビタミン　26

スタンダードプリコーション　80
ストレス係数　19, 20, 125
スパイロメトリー　114
スリーインワン（バッグ）製剤　80, 82

せ
生化学的評価　200
生体電気インピーダンス法（BIA）　12, 98, 215
正中神経　75
清澄水　147, 148
成長（発育）曲線　86, 88, 94
制吐薬適正使用ガイドライン　154
成分栄養剤（ED）　54, 122, 126
聖隷式嚥下質問紙　208
咳テスト　209
舌可動域訓練　40
舌口蓋押し付け訓練　40
摂食嚥下（機能）障害（☞嚥下障害も見よ）　33, 35, 37, 133
摂食嚥下リハビリテーション　39, 40
摂食状況　29
セレン　15, 16, 26, 88

そ
総エネルギー消費量（TEE）　18, 19, 24, 125
早期経腸栄養法　142
早産児　96
増粘剤　41

た
退院時の栄養指導　168-181
退院前カンファレンス　178, 182
体格指数（BMI）　3, 4
体格評価　86
大球性貧血　16
胎児期　95
代謝
　──関連合併症　65
　──亢進ストレス　24
　──性アシドーシス　128, 129
　──の変化　97
体重減少　3, 4, 117
体重測定　3, 4
体組成変化　97

大腿静脈　73
体タンパク異化　128
大伏在静脈　73
多臓器不全　66
脱水　91
食べられる口　29
食べるために適した状態　43
炭水化物投与量　23
短腸症候群　66
タンパク異化亢進　128
タンパクエネルギー低栄養状態（PEM）　123, 200
たんぱく質　85
　——制限　132
　——投与量　23
　——投与量（重症患者）　150
　——必要量（小児）　89
タンパク質同化作用　121
タンパク代謝　14
タンパク尿　131

ち・つ

地域一体型 NST　196
地域との連携　178
窒素平衡（窒素バランス）　14
チーム医療　166, 167
チームダイナミクス　164
注射薬処方箋　79
中心静脈　73
　——栄養法（TPN）　66-69, 103, 126
　——カテーテル（CVC）　71, 76
肘正中皮静脈　75
腸管虚血　142
腸閉塞　66
直接訓練　39, 47
ツインパル®　83

て

低栄養　11, 36, 129, 139
低カリウム血症　26
低カルシウム血症　128
低血糖　78, 136
低ナトリウム血症　25, 91, 93, 136
低負荷レジスタンストレーニング　138
低リン血症　27
滴下不良　51

デキサメタゾン　155
鉄　26
転院予定者　173
電解質の投与量　25
添書　178

と

銅　15, 26, 153
糖質　23, 85
透析患者　130, 216
橈側皮静脈　73, 75
糖代謝　15
糖尿病　129, 131
　——用栄養剤　63
投与エネルギー　23
トランスサイレチン　15, 186
トランスディシプリナリーアプローチ　202
トランスフェリン　15, 186
とろみ
　——調整食品　41
　——つけ方　46, 47
　——濃度の基準　46
　——早見表（学会分類 2021）　210

な

ナイアシン　26
内頸静脈　71, 72, 73
内臓脂肪　124
ナトリウム　25, 92

に

肉芽　62
二重エネルギー X 線吸収測定法（DXA）　12, 98, 215
24 時間思い出し法　129
日本人の食事摂取基準　25, 90, 212, 213, 214
日本人の新身体計測基準値（JARD2001）　10
日本版重症患者の栄養療法ガイドライン　141, 143
入院患者への栄養療法導入　160-167
乳酸　15
　——アシドーシス　26
乳児　85, 211

尿素窒素（UN）　14
尿中ケトン体　15
尿中尿素窒素（UUN）　14, 15
認知症　111

の

脳血管障害　133-139, 168
　——急性期　133, 135
　——慢性期　138, 169
脳梗塞　133, 135
脳出血　133, 135
脳卒中　133, 135, 136, 138
脳浮腫　135
飲み込みにくい食品　41
飲み込みやすい食品　41

は

敗血症　54, 63, 153
発達　94
パレセーフ®　83
パレプラス®　83
半固形状流動食　169
半消化態栄養剤　59
パントテン酸　26
バンパー埋没症候群　60, 62
反復唾液嚥下テスト（RSST）　35, 37, 208

ひ

ビオチン　26
非歯科職種による口腔ケア　31
鼻出血　59
非侵襲的陽圧換気療法（NPPV）　115
ビタミン　16, 26
　——投与量　25
ビタミンA　15, 26
ビタミンB₁　15, 25, 26
　——欠乏　27, 83
ビタミンB₂　26
ビタミンB₆　26
ビタミンB₁₂　15, 16, 26
ビタミンC　26
ビタミンD　26
　——活性化障害　128
ビタミンE　26
ビタミンK　26

非タンパクカロリー／窒素比（NPC/N比）　23, 83, 126, 131, 132, 150
必須アミノ酸　85
必須脂肪酸　81
ヒップ周囲径　8
ビーフリード®　83
非閉塞性腸管虚血（NOMI）　142
肥満　4, 131
標準化タンパク異化率（nPCR）　130
標準化タンパク窒素出現率（nPNA）　130
微量元素　16, 25, 26, 127
貧血　15, 16, 27, 128

ふ

腹水貯留　52
不顕性誤嚥　35
不溶性食物繊維　127
プラスアミノ®　83
フルオロウラシル　156
プロクロルペラジン　155
分岐鎖アミノ酸（BCAA）　63, 116, 119, 120

へ

米国静脈栄養学会（ASPEN）ガイドライン　21, 22
閉塞性換気障害　120
ベッドサイドチーム　78, 163
ベッドでの姿勢　44
ベドリズマブ　122

ほ

芳香族アミノ酸（AAA）　63
放射線治療　153
ホエイペプチド　121
補完的中心静脈栄養法（SPN）　66, 67, 69
歩行速度　98
補助療法　144
ホスアプレピタント　154
補正輸液　91
発赤　61
母乳　95, 96, 147, 148
ボノプラザン　60
ボールバルブ症候群　62

ま

マイオカイン　120
マグネシウム　25, 119
末梢静脈　73
　　——栄養法（PPN）　66-68, 103, 126
末梢挿入式中心静脈カテーテル（PICC）
　74
麻痺　133
マラスムス型栄養障害　118
マンガン　26
慢性腎臓病（CKD）　128, 131, 132, 217
慢性閉塞性肺疾患（COPD）　63,
　114-121

み

味覚障害　157
ミキシッド®　80
ミールラウンド　176, 201

む・め・も

無菌調製　79
メイラード反応　83
メタボリックシンドローム　10
メトクロプラミド　155
免疫調整栄養剤　63
モリブデン　26

や・ゆ・よ

薬剤師の役割　106, 163
有害事象共通用語規準（CTCAE v5.0）
　154, 156, 157, 189
有酸素運動　110, 120
輸液製剤　83

輸液調製　79
輸液ライン　76
指輪っかテスト　7, 9
葉酸　15, 16, 26
ヨウ素　26

ら

ラベプラゾール　60
ランソプラゾール　60

り

理学療法士の役割　110, 163
理想体重（IBW）　3, 4, 118, 125
リハビリテーション（脳血管疾患慢性
　期）　138
リフィーディング症候群　27, 51, 65,
　143, 153
　　——高リスク因子　28
リン　25, 27, 119, 217
臨床検査技師の役割　109
臨床倫理の4分割シート　164, 165

れ

レジスタンストレーニング　110, 120,
　138, 185
レチノール結合タンパク　15
レプチン　116

ろ

ロイシン　121, 138
老嚥　33
ローレル（Rohrer）指数　86, 87

日本臨床栄養代謝学会
JSPEN栄養療法ポケットブック
―いまさら聞けない?　いまだから聞ける!

2023年5月20日　発行

編集者　一般社団法人 日本臨床栄養代謝学会
発行者　小立健太
発行所　株式会社 南江堂
〒113-8410 東京都文京区本郷三丁目42番6号
☎ (出版) 03-3811-7198 (営業) 03-3811-7239
ホームページ https://www.nankodo.co.jp/

印刷・製本 横山印刷
装丁 HON DESIGN

Pocket Book of Nutrition Therapy by Japanese
Society for Clinical Nutrition and Metabolism
© Japanese Society for Clinical Nutrition and
Metabolism, 2023

Printed and Bound in Japan
ISBN978-4-524-20372-7